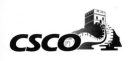

中国临床肿瘤学会（CSCO）
小细胞肺癌诊疗指南
2023

GUIDELINES OF CHINESE S   (CSCO)

SMALL-CELL LU

中国临床肿瘤学会指南工作委员会　组织编写

人民卫生出版社
·北　京·

版权所有，侵权必究！

图书在版编目（CIP）数据

中国临床肿瘤学会（CSCO）小细胞肺癌诊疗指南.
2023 / 中国临床肿瘤学会指南工作委员会组织编写.—
北京：人民卫生出版社，2023.4（2023.12重印）
　ISBN 978-7-117-34644-3

　Ⅰ.①中…　Ⅱ.①中…　Ⅲ.①肺癌－诊疗－指南
Ⅳ.①R734.2-62

　中国国家版本馆 CIP 数据核字（2023）第 050510 号

| 人卫智网 | www.ipmph.com | 医学教育、学术、考试、健康，购书智慧智能综合服务平台 |
| 人卫官网 | www.pmph.com | 人卫官方资讯发布平台 |

中国临床肿瘤学会（CSCO）小细胞肺癌诊疗指南 2023
Zhongguo Linchuang Zhongliu Xuehui（CSCO）Xiaoxibao Feiai Zhenliao Zhinan 2023

组织编写：中国临床肿瘤学会指南工作委员会
出版发行：人民卫生出版社（中继线 010-59780011）
地　　址：北京市朝阳区潘家园南里 19 号
邮　　编：100021
E - mail：pmph @ pmph.com
购书热线：010-59787592　010-59787584　010-65264830
印　　刷：北京华联印刷有限公司
打击盗版举报电话：**010-59787491**　E-mail：**WQ @ pmph.com**
质量问题联系电话：**010-59787234**　E-mail：**zhiliang @ pmph.com**
数字融合服务电话：**4001118166**　E-mail：**zengzhi @ pmph.com**

经　销：新华书店
开　本：787×1092　1/32　**印张**：5
字　数：134 千字
版　次：2023 年 4 月第 1 版
印　次：2023 年 12 月第 7 次印刷
标准书号：ISBN 978-7-117-34644-3
定　价：50.00 元

中国临床肿瘤学会指南工作委员会

中国临床肿瘤学会（CSCO）

小细胞肺癌诊疗指南

2023

组　　　长　程　颖

副　组　长　王　洁　王绿化　王　俊　刘晓晴
　　　　　　范　云　刘基巍　黄　诚　陈公琰

专家组成员（以姓氏汉语拼音为序）（* 为执笔人）

毕　楠*　中国医学科学院肿瘤医院放射治疗科

常建华*　中国医学科学院肿瘤医院深圳医院内科

陈　明　中山大学肿瘤防治中心放疗科

陈公琰*　哈尔滨医科大学附属肿瘤医院胸部肿瘤内科

程　颖*　吉林省肿瘤医院肿瘤内科

董　莹*　吉林省肿瘤医院放疗三科

董晓荣*　华中科技大学同济医学院附属协和医院肿瘤中心

段建春*　中国医学科学院肿瘤医院肿瘤内科

樊 旼[*]　复旦大学附属肿瘤医院放疗中心
范 云[*]　浙江省肿瘤医院胸内科
傅小龙　上海市胸科医院放疗科
郭其森　山东省肿瘤医院呼吸内科一病区
郭人花　江苏省人民医院肿瘤科
胡 冰　中国科技大学第一附属医院肿瘤内科
胡 洁　复旦大学附属中山医院呼吸科
胡 毅　中国人民解放军总医院肿瘤医学部
黄 诚　福建省肿瘤医院肿瘤内科
李 慧　吉林省肿瘤医院肿瘤转化医学实验室
李晓玲　辽宁省肿瘤医院胸内一科
刘基巍[*]　大连医科大学附属第一医院肿瘤科
刘晓晴[*]　中国人民解放军总医院第五医学中心肿瘤内科
刘云鹏　中国医科大学附属第一医院肿瘤内科

柳　影　　吉林省肿瘤医院胸部肿瘤内科
卢　铀[*]　四川大学华西医院胸部肿瘤科
马丽霞　　吉林省肿瘤医院胸部肿瘤内科
石建华　　临沂市肿瘤医院内二科
史美祺[*]　江苏省肿瘤医院肿瘤内科
宋　勇　　中国人民解放军东部战区总医院呼吸内科
孙双燕[*]　吉林省肿瘤医院放射科
汪步海　　江苏省苏北人民医院肿瘤研究所
王　洁[*]　中国医学科学院肿瘤医院内科
王　俊　　北京大学人民医院胸外科
王　帅[*]　吉林省肿瘤医院病理科
王绿化　　中国医学科学院肿瘤医院深圳医院放射治疗科
邬　麟　　湖南省肿瘤医院胸部内二科
吴　巍　　吉林省肿瘤医院核医学科

杨　帆 *　　北京大学人民医院胸外科
杨　升　　福建医科大学附属协和医院肿瘤内科
杨润祥 *　云南省肿瘤医院内二科
杨永净 *　吉林省肿瘤医院放疗科
姚　煜　　西安交通大学第一附属医院肿瘤内科
应建明 *　中国医学科学院肿瘤医院病理科
于　雁　　哈尔滨医科大学附属肿瘤医院呼吸内三科
余　萍　　四川省肿瘤医院肿瘤内科
袁智勇 *　天津医科大学肿瘤医院放疗科
岳东升 *　天津医科大学肿瘤医院肺部肿瘤科
张　力　　北京协和医院呼吸与危重症医学科
张晓春　　青岛大学附属医院肿瘤内科
赵明芳 *　中国医科大学附属第一医院肿瘤内科二病房
赵艳秋　　河南省肿瘤医院内科

基于循证医学证据、兼顾诊疗产品的可及性、吸收精准医学新进展，制定中国常见肿瘤的诊断和治疗指南，是中国临床肿瘤学会（CSCO）的基本任务之一。近年来，临床诊疗指南的制定出现新的趋向，即基于诊疗资源的可及性，这尤其适合于发展中国家，以及地区差异性显著的国家和地区。中国是幅员辽阔、地区经济和学术发展不平衡的发展中国家，CSCO 指南需要兼顾地区发展差异、药物和诊疗手段的可及性及肿瘤治疗的社会价值三个方面。因此，CSCO 指南的制定，要求每一个临床问题的诊疗意见根据循证医学证据和专家共识度形成证据类别，同时结合产品的可及性和效价比形成推荐等级。证据类别高、可及性好的方案，作为 I 级推荐；证据类别较高、专家共识度稍低，或可及性较差的方案，作为 II 级推荐；临床实用，但证据类别不高的，作为 III 级推荐。CSCO 指南主要基于国内外临床研究成果和CSCO 专家意见，确定推荐等级，以便于大家在临床实践中参考使用。CSCO 指南工作委员会相信，基于证据、兼顾可及、结合意见的指南，更适合我国的临床实际。我们期待得到大家宝贵的反馈意见，并将在指南更新时认真考虑、积极采纳合理建议，保持 CSCO 指南的科学性、公正性和时效性。

中国临床肿瘤学会指南工作委员会

目录

CSCO 诊疗指南证据类别

证据特征			CSCO 专家共识度
类别	水平	来源	
1A	高	严谨的 meta 分析、大型随机对照研究	一致共识 （支持意见 ≥80%）
1B	高	严谨的 meta 分析、大型随机对照研究	基本一致共识 （支持意见 60%~<80%）
2A	稍低	一般质量的 meta 分析、小型随机对照研究、设计良好的大型回顾性研究、病例 - 对照研究	一致共识 （支持意见 ≥80%）
2B	稍低	一般质量的 meta 分析、小型随机对照研究、设计良好的大型回顾性研究、病例 - 对照研究	基本一致共识 （支持意见 60%~<80%）
3	低	非对照的单臂临床研究、病例报告、专家观点	无共识，且争议大 （支持意见 <60%）

CSCO 诊疗指南推荐等级

推荐等级	标准
I 级推荐	**1A 类证据和部分 2A 类证据** CSCO 指南将 1A 类证据，以及部分专家共识度高且在中国可及性好的 2A 类证据，作为 I 级推荐。具体为：适应证明确、可及性好、肿瘤治疗价值稳定，纳入《国家基本医疗保险、工伤保险和生育保险药品目录》的诊治措施
II 级推荐	**1B 类证据和部分 2A 类证据** CSCO 指南将 1B 类证据，以及部分在中国可及性欠佳，但专家共识度较高的 2A 类证据，作为 II 级推荐。具体为：国内外随机对照研究，提供高级别证据，但可及性差或者效价比不高；对于临床获益明显但价格较贵的措施，考虑患者可能获益，也可作为 II 级推荐
III 级推荐	**2B 类证据和 3 类证据** 对于某些临床上习惯使用，或有探索价值的诊治措施，虽然循证医学证据相对不足，但专家组意见认为可以接受的，作为 III 级推荐

一、小细胞肺癌的 MDT 诊疗模式

小细胞肺癌的 MDT 诊疗模式

内容	Ⅰ级推荐	Ⅱ级推荐	Ⅲ级推荐
MDT 学科构成	1. 肿瘤内科 2. 胸部肿瘤外科 3. 放疗科 4. 影像科 5. 病理科	1. 分子诊断科 2. 内镜科 3. 介入治疗科 4. 核医学科	1. 营养科 2. 心理科 3. 其他相关学科
MDT 成员要求	高年资主治医师及以上	副主任医师及以上	
MDT 讨论内容	1. 早期可考虑手术患者 （$T_{1-2}N_0M_0$） 2. 胸部放疗介入的时机 3. 需预防性脑照射患者 4. 因医学原因不能耐受手术的可手术切除患者 5. 复合型 SCLC	1. 初始治疗后可能有手术机会的患者 2. 需局部姑息治疗的患者 3. 欲参加临床研究的患者	主治医生认为需要进行 MDT 的特殊情况
MDT 日常活动	固定学科 固定专家 固定场所 固定时间（建议 1~2 周 1 次） 固定设备（投影仪、信息系统）	根据具体情况设置	

【注释】

1. 小细胞肺癌（small cell lung cancer，SCLC）异质性、侵袭性强，诊治过程中更应重视多学科团队（multidisciplinary team，MDT）的作用，推荐有条件的单位尽可能进行 SCLC 的 MDT，对患者进行全程管理。

2. MDT 的实施过程中需由多个学科的专家共同分析患者的病史、临床表现、影像学、病理学和分子生物学资料，并对患者的一般状况、疾病的诊断、分期、发展趋势和预后做出全面的评估，并根据当前国内外的治疗指南 / 规范和高级别的循证医学证据，结合目前可及的治疗手段和患者的治疗意愿，为患者制订个体化的整体治疗策略。

3. MDT 团队可根据治疗过程中患者体能状态的变化和治疗疗效适时调整治疗方案，目的是最大化的延长患者的生存期、提高治愈率和改善生活质量。

二、影像和分期诊断

影像和分期诊断

目的	Ⅰ级推荐	Ⅱ级推荐	Ⅲ级推荐
筛查	高危人群低剂量螺旋 CT（1B 类）		
诊断	胸部增强 CT（2A 类）	PET/CT（2A 类）	
影像分期	胸部增强 CT（2A 类） 头部增强 MRI（2A 类） 颈部 / 锁骨上淋巴结超声或 CT（2A 类） 腹部、盆腔增强 CT（2A 类） 全身骨显像（2A 类）	PET/CT（2A 类） 头部增强 CT（2A 类）	
获取组织或 细胞学方法	纤维支气管镜、超声支气管镜（EBUS）、 经皮肺穿刺，淋巴结或浅表肿物活检，浆 膜腔积液细胞学（2A 类）	胸腔镜、纵隔镜 （2A 类）	痰细胞学 （2A 类）

【注释】

1. 筛查

　　肺癌是中国和全球范围内发病率和病死率较高的恶性肿瘤，其中 SCLC 占肺癌的 13%~17%[1]。由于 SCLC 恶性程度高，早期极易发生远处转移，确诊时多为晚期，预后极差。而早期发现是延长 SCLC 患者生存期的有效方法，但目前尚无专门针对 SCLC 筛查的临床试验，多为肺癌高危人群的筛查研究。美国国家肺癌筛查试验（National Lung Screening Trial，NLST）纳入了53 454 名重度吸烟患者进行随机对照研究，评估采用低剂量螺旋 CT 筛查肺癌的获益和风险[2]，结果提示与胸片相比，低剂量螺旋 CT 筛查的高危人群，肺癌相关死亡率降低了 20%（95% CI 6.8%~26.7%；P=0.004）[3]，其中 SCLC 占比 8%；其他较大的肺癌筛查试验诊断的肺癌患者中，SCLC 的比例为 4%~9%[4]。

2. 诊断与分期

胸部增强 CT、腹部、盆腔增强 CT、头部增强 MRI 或增强 CT 及全身骨显像是 SCLC 分期和诊断的主要方法。对于下列情况，有条件者推荐使用 PET/CT：①肺癌治疗前分期，PET 对于淋巴结转移和胸腔外转移（脑转移除外）有更好的诊断效能；②辅助鉴别常规 CT 无法判断的肿瘤术后瘢痕与肿瘤复发，如 PET/CT 摄取增高，需活检证实；③辅助鉴别常规 CT 无法判断的肿瘤放疗后纤维化与肿瘤残存 / 复发，如 PET/CT 摄取，需活检证实。FDG-PET/CT 对分期诊断有较好的效能，近期数据显示[5] PET/CT 可以改善 SCLC 患者的分期和治疗计划；另外有临床试验和随机对照研究发现[6-8]，肺癌患者通过 FDG-PET/CT 扫描可以降低 17%~20% 的开胸率。但由于 PET/CT 价格昂贵，故仅作为 II 级推荐；SCLC 诊断时脑转移的发生率为 10%~18%，其中，将近 30% 的患者无脑转移相关症状，PET/CT 在发现脑转移方面不如 MRI 或者 CT。Seute 等对比了不同时期 481 例 SCLC 患者脑转移发生的流行病学数据[9]，发现在 CT 时期 SCLC 脑转移的发生率为 10%，而核磁时期发生率高达 24%，其中 11% 的患者为无症状脑转移，并且多发脑转移的检出率也明显增高。当纵隔淋巴结或浆膜腔积液影响治疗决策，而现有手段又难以确认时，推荐 EBUS、浆膜腔积液穿刺等有创手段明确纵隔淋巴结或浆膜腔积液性质；痰细胞学由于容易产生诊断错误，在组织学检查可行的情况下，应减少痰细胞学的应用。

3. 分期方法

SCLC 的分期一直沿袭美国退伍军人肺癌协会（VALG）的二期分期法[10]，主要基于放疗在 SCLC 治疗中的重要地位。AJCC TNM 分期系统可以选出适合外科手术的 $T_{1-2}N_0M_0$ 的局限期患者，能更准确地了解患者所处的疾病阶段、判断患者的预后及制订合适的治疗方案[11-12]。建议临床使用 VALG 分期法和 TNM 分期系统两者相结合的方法对 SCLC 进行分期，因其更能准确地指导治疗和评估预后[5, 13]。

（1）VALG 二期分期法

局限期：病变限于一侧胸腔，且能被纳入一个放射治疗野内。

广泛期：病变超过一侧胸腔，且包括恶性胸腔和心包积液或血行转移。

（2）NCCN 治疗小组建议 SCLC 分期采取 AJCC TNM 分期方法与 VALG 二期分期法相结合

局限期：AJCC（第 8 版）Ⅰ~Ⅲ期（任何 T，任何 N，M_0），可以安全使用根治性的放疗剂量。排除 T_{3-4} 由于肺部多发结节或者肿瘤 / 结节体积过大而不能被包含在一个可耐受的放疗计划中。

广泛期：AJCC（第 8 版）Ⅳ期（任何 T，任何 N，$M_{1a/b/c}$），或者 T_{3-4} 由于肺部多发结节或者肿瘤 / 结节体积过大而不能被包含在一个可耐受的放疗计划中。

参考文献

［1］ORONSKY B, REID TR, ORONSKY A, et al. What's new in SCLC？: A review. Neoplasia, 2017, 19 (10): 842-847.

［2］NATIONAL LUNG SCREENING TRIAL RESEARCH TEAM, ABERLE DR, BERG CD, et al. The national lung screening trial: Overview and study design. Radiology, 2011, 258 (1): 243-253.

［3］NATIONAL LUNG SCREENING TRIAL RESEARCH TEAM, ABERLE DR, ADAMS AM, et al. Reduced lung-cancer mortality with low-dose computed tomographic screening. N Engl J Med, 2011, 365 (5): 395-409.

［4］VAN DER AALST CM, TEN HAAF K, DE KONING HJ. Lung cancer screening: Latest developments and unanswered questions. Lancet Respir Med, 2016, 4 (9): 749-761.

［5］KALEMKERIAN GP, GADGEEL SM. Modern staging of small cell lung cancer. J Natl Compr Canc Netw, 2013, 11 (1): 99-104.

［6］FISCHER B, LASSEN U, MORTENSEN J, et al. Preoperative staging of lung cancer with combined PET/CT. N Engl J Med, 2009, 361 (1): 32-39.

［7］REED CE, HARPOLE DH, POSTHER KE, et al. Results of the American College of Surgeons Oncology Group Z0050 trial: The utility of positron emission tomography in staging potentially operable non-small cell lung cancer. J Thorac Cardiovasc Surg, 2003, 126 (6): 1943-1951.

［8］VAN TINTEREN H, HOEKSTRA OS, SMIT EF, et al. Effectiveness of positron emission tomography in the preoperative assessment of patients with suspected non-small-cell lung cancer: The PLUS multicentre randomised trial. Lancet, 2002, 359 (9315): 1388-1393.

［9］SEUTE T, LEFFERS P, TEN VELDE GP, et al. Detection of brain metastases from small cell lung cancer: Consequences of changing imaging techniques (CT versus MRI). Cancer, 2008, 112 (8): 1827-1834.

[10] MICKE P, FALDUM A, METZ T, et al. Staging small cell lung cancer: Veterans Administration Lung Study Group versus International Association for the Study of Lung Cancer: What limits limited disease ?. Lung Cancer, 2002, 37 (3): 271-276.

[11] AMIN MB, GREENE FL, BYRD DR, et al. AJCC cancer staging manual. 8th ed. Berlin: Springer International Publishing, 2017: 1000-1024.

[12] NICHOLSON AG, CHANSKY K, CROWLEY J, et al. The International Association for the study of lung cancer staging project: Proposals for the revision of the clinical and pathologic staging of small cell lung cancer in the forthcoming eighth edition of the TNM classification for lung cancer. J Thorac Oncol, 2016, 11 (3): 300-311.

[13] JETT JR, SCHILD SE, KESLER KA, et al. Treatment of small cell lung cancer: Diagnosis and management of lung cancer, 3rd ed: American College of Chest Physicians evidence-based clinical practice guidelines. Chest, 2013, 143 (5 Suppl): e400S-e419S.

影像和分期诊断

三、病理学诊断

病理学诊断

诊断手段	I 级推荐	II 级推荐	III 级推荐
形态学 （常规 HE 染色）	依据 2021 版 WHO 肺神经内分泌肿瘤分类[1] 肿瘤细胞直径小于 3 个静止期淋巴细胞，圆形、卵圆形或梭形，染色质细颗粒状、无/不明显核仁、胞质少或裸核、细胞界限不清，坏死明显 小细胞肺癌需进一步免疫组化明确诊断	细胞学检查制作细胞蜡块	
免疫组织化学 （染色）	对于具有神经内分泌形态学特征的细胞学、活检及手术标本，使用免疫组化抗体标记后可进行明确诊断[2-3]；对于不具有神经内分泌形态学特征的肿瘤，不推荐进行神经内分泌标记物染色。 活检标本中，对于神经内分泌肿瘤中的类癌、不典型类癌及复合型大细胞神经内分泌癌等，因需要充分观察标本病理改变而难以明确的病例，建议给予提示性诊断	小细胞癌标志物：CD56，Syn，CgA，TTF-1，CK，Ki-67 腺癌标记物： TTF-1，NapsinA 鳞癌标记物： P40，CK5/6（P63） （需注意：P40、P63 在小细胞肺癌可呈局灶阳性）	

上述证据类别全部为 2A 类。

不同类型肺神经内分泌肿瘤特点[13]

	低级别	中级别	高级别	
	典型类癌	不典型类癌	大细胞神经内分泌癌	小细胞肺癌
神经内分泌特征	分化好	分化好	分化差	分化差
细胞大小	中	中	中~大	小~中
有丝分裂百分率	低	中	高	高
核分裂象 /2mm²	0~1	2~10	>10（中位 70）	>10（中位 80）
TTF-1 表达	大部分阴性	大部分阴性	50% 阳性	85% 阳性
Syn/CgA 表达	阳性	阳性	80%~90% 阳性	80%~90% 阳性
CD56 表达	阳性	阳性	80%~90% 阳性	80%~90% 阳性
坏死	无	无 / 局灶	有	有
Ki-67 指数	≤5%	≤20%	40%~80%	50%~100%

小细胞肺癌病理诊断报告原则

	必备信息	可选信息
活检标本	肿瘤的解剖学部位 诊断 核分裂象和 / 或 Ki-67 神经内分泌指标的免疫组化染色结果	是否存在非缺血性肿瘤坏死 有无非常见组织学成分存在（如：免疫细胞，肿瘤细胞形态，腺体形成等） 肿瘤距切缘的距离是否小于 0.5cm
手术标本	肿瘤大小 是否有血管受侵 是否有神经受侵 是否有胸膜受侵 其他非小细胞癌组织学类型成分是否存在（如：腺癌、鳞状细胞癌成分等） 淋巴结转移状态，包括阳性淋巴结数目和所切除淋巴结总数目 切缘状态（报为阳性或阴性） 神经内分泌指标的免疫组化染色结果 根据 AJCC TNM 分期系统评估 pTNM 分期	

【注释】

细胞学标本诊断原则

1 细胞学的标本来源主要包括气管镜刷检、浆膜腔积液、细针穿刺、痰及支气管灌洗等。

2 根据肿瘤细胞的大小及形态，小细胞癌细胞学镜下可分为燕麦细胞型和中间细胞型。

    （1）燕麦细胞型通常体积较小，可呈圆形、卵圆形、短梭形及长形，胞质少或无，大小为静止期淋巴细胞的 1.5~3 倍，在同一张涂片中肿瘤细胞大小较一致，也可见紧密巢状聚集，两种形态可同时出现于一张涂片中；核染色质呈均匀细颗粒状，可见染色质集结点，也可由于细胞退化而导致染色质呈固缩状，通常较少见到明显核仁；相邻肿瘤细胞贴边镶嵌状排列，制片过程中易出现核拉丝现象，但这种现象一般不在液基制片中出现。

    （2）中间细胞型的肿瘤细胞排列及核特征与燕麦细胞型相似，肿瘤细胞可呈圆形、卵圆形、短梭形或多角形等；核染色质也可呈粗颗粒状，胞质可相对较丰富，同一张涂片中肿瘤细胞胞质可多可少甚至裸核，形态不规则，核分裂较多。

3 对于浆膜腔积液和细针吸取标本，细胞学蜡块切片中肿瘤细胞的镜下形态与组织学相似，可见由小的圆形、卵圆形或梭形的裸核样细胞聚集成巢或弥散分布，也可出现"人工挤压"现象。免疫细胞化学抗体选择与组织学基本相同，常用的抗体包括 TTF1、CD56、Syn、CgA、Ki-67、CK 等。

组织标本诊断原则

1 2021 版 WHO 肺肿瘤分类将神经内分泌肿瘤分为 4 类，小细胞癌与大细胞神经内分泌癌属于高级别肿瘤，典型类癌与不典型类癌属于低 - 中级别肿瘤。因此鉴别小细胞癌与其他神经内分泌肿瘤，特别是典型和不典型类癌在流行病学、遗传学、治疗及预后等方面具有重要意义[3-5]。

2 神经内分泌肿瘤标记物包括 CD56、Syn、CgA，在具有神经内分泌肿瘤形态学特征的基础上至少有一种神经内分泌免疫组化标记物明确阳性，且神经内分泌标记阳性的细胞数应大于 10% 肿瘤细胞量才可诊断神经内分泌肿瘤。当不具有神经内分泌肿瘤的组织学形态时，不推荐进行神经内分泌标记物染色。明确的鳞状细胞癌或腺癌伴神经内分泌分化并不影响治疗决策或预后。TTF-1 在 85%~90% 的小细胞肺癌中呈阳性表达[6-9]（但此时 TTF-1 阳性表达不能区分肺小细胞癌或肺外小细胞癌，因为 20%~80% 肺外部位，如胃肠道、膀胱、子宫颈、前列腺等处发生的小细胞癌亦可表达 TTF-1）。当少数小细胞肺癌病例中不表达神经内分泌标记物时，结合形态、TTF-1 弥漫阳性、CK 核旁点状阳性颗粒特点及高 Ki-67 指数（一般为 50%~100%）也有助于小细胞癌的诊断[1]。除此之外，有文献报道 INSM1 是一个较 "CD56+Syn+ChRA 组合" 效用性更强的神经内分泌分化标记，尤其在小细胞肺癌中[10-11]。应尽量减少诊断辅助检查项目，以节约标本用于后续治疗指导性检查。

3 依据 2021 版 WHO 分类标准，肺神经内分泌肿瘤基于形态学，根据核分裂象和是否存在坏死进行分类，Ki-67 阳性指数目前还无法用来鉴别典型类癌及不典型类癌，但在小活检标本中建议增加 Ki-67 检测，有助于肿瘤科医生进行治疗决策，同时有助于区分不典型类癌和高级别神经内分泌癌的鉴别，并可避免将伴有机械性损伤的类癌、不典型类癌诊断为小细胞肺癌。

4 进行核分裂象计数时，应选取核分裂象最多的区域进行计数（个 /2mm^2），应是明确的核分裂象。如果数值位于阈值附近，应选取 3 个 2mm^2 区域进行计数，最后报告平均值。

5 复合型小细胞肺癌为小细胞肺癌同时伴有其他任何非小细胞肺癌成分，如腺癌、鳞状细胞癌、大细胞神经内分泌癌等。除大细胞癌和大细胞神经内分泌癌需满足至少 10% 的比例外，其他非小细胞肺癌类型可以是任何比例。

6 如果同时有细胞学标本及活检标本时，应将两者结合进行考量，综合做出更恰当的诊断。

7 手术标本怀疑肿瘤累及胸膜时，应进行弹力纤维特殊染色辅助诊断[12-13]。

8 同一患者治疗后不同时间小标本活检病理诊断应尽量避免使用组织类型之间转化的诊断[14]，此种情况不能除外小活检标本取材受限，未能全面反映原肿瘤组织学类型，有可能原肿瘤是复合型小细胞肺癌，化疗后可致其中非小细胞癌成分残留。

9 近年来研究表明，小细胞肺癌具有明显的分子水平异质性。如，*TP53* 和 *RB1* 双等位基因失活、Notch 信号通路改变及体细胞基因拷贝数变异等[15]。另外基于谱系转录因子（lineage-defining transcription factors）定义的分子分型概念，按照 ASCL1、NEUROD1、YAP1 和 POU2F3 的相对高表达将小细胞肺癌分为 4 个分子亚型（SCLC-A, -N, -P, -Y）[16]。SCLC-A 和 SCLC-N 为神经内分泌表型，伴有神经内分泌分化驱动基因 *INSM1* 及 *TTF-1* 等高表达；SCLC-P 和 SCLC-Y 亚型为非神经内分泌表型，伴有上皮间质转化、Notch、HIPPO 信号通路等激活[16]。体外实验研究及部分小样本临床试验观察到不同分子亚型的治疗敏感性不同[17-18]。在免疫治疗方面，各亚型的不同免疫环境状态提示它们对免疫治疗有不同敏感性。SCLC-P，SCLC-Y 亚型的肿瘤间质浸润淋巴细胞较多，坏死也比较明显，谓之免疫绿洲；而 SCLC-A，SCLC-N 亚型间质肿瘤间质浸润淋巴细胞较少，谓之免疫沙漠[16, 19]，这种免疫微环境异质性特征为解释化疗联合免疫治疗方案的敏感性/耐药性机制及药物研发提供了新的思路。然而，某一 SCLC 患者的分子亚型并非一成不变，遗传学、起源细胞和肿瘤细胞的可塑性共同影响着 SCLC 分子亚型，例如，Notch 通路的激活或可导致亚型转化[20]。有学者探索了基于循环肿瘤细胞进行分子分型，为亚型转化的动态监测带来希望[21]。随着对 SCLC 异质性的深入认识，未来可能会践行出以分子生物学为指导的临床新兴疗法[22]。

参考文献

[1] TRAVIS WD, BRAMBILLA E, BURKE A, et al. WHO classification of tumours of the lung pleura thymus and heart. Lyon: IARC Press, 2015.

[2] TRAVIS WD. Advances in neuroendocrine lung tumors. Ann Oncol, 2010, 21 Suppl 7: vii65-vii 71.

[3] PELOSI G, RODRIGUEZ J, VIALE G, et al. Typical and atypical pulmonary carcinoid tumor overdi-agnosed as small-cell carcinoma on biopsy spcimens: A major pitfall in the management of lung cancer patients. Am J Surg Pathol, 2005, 29 (2): 179-187.

[4] PELOSI G, RINDI G, TRAVIS WD, et al. Ki-67 antigen in lung neuroendocrine tumors: Unraveling arole in clinical practice. J Thorac Oncol, 2014, 9 (3): 273-284.

[5] RINDI G, KLERSY C, INZANI F, et al. Grading the neuroendocrine tumors of the lung: An evidence-based pro-posal. Endocr Relat Cancer, 2013, 21 (1): 1-16.

[6] ORDONEZ NG. Value of thyroid transcription factor-1 immunostaining in distinguishing small cell lung carcinomas

form other small cell carcinomas. Am J Surg Pathol, 2000, 24 (9): 1217-1223.

[7] KAUFMANN O, DIETEL M. Expression of thyroid transcription factor-1 in pulmonary and extrapulmonary small cell carcinomas and other neuroendocrine carcinomas of various primary sites. Histopathology, 2000, 36 (5): 415-420.

[8] LANTUEJOUL S, MORO D, MICHALIDES RJ, et al. Neural cell adhesion molecules (NCAM) and NCAM-PSA expression in neuroendocrine lung tumors. Am J Surg Pathol, 1998, 22 (10): 1267-1276.

[9] WICK MR. Immunohistology of neuroendocrine and neuroectodermal tumors. Semin Diagn Pathol, 2000, 17 (3): 194-203.

[10] KRIEGSMANN K, ZGORZELSKI C, KAZDAL D, et al. Insulinoma-associated Protein 1 (INSM1) in thoracic tumors is less sensitive but more specific compared with synaptophysin, chromogranin A, and CD56. Appl Immuno-histochem Mol Morphol, 2020, 28 (3): 237-242.

[11] MUKHOPADHYAY S, DERMAWAN JK, LANIGAN CP, et al. Insulinoma-associated protein 1 (INSM1) is a sensi-tive and highly specific marker of neuroendocrine differentiation in primary lung neoplasms: An immunohistochemi-cal study of 345 cases, including 292 whole-tissue sections. Mod Pathol, 2019, 32 (1): 100-109.

[12] BUTNOR KJ, BEASLEY MB, CAGLE PT, et al. Protocol for the examination of specimens from patients with primary non-small cell carcinoma, small cell carcinoma, or carcinoid tumor of the lung. Arch Pathol Lab Med, 2009, 133 (10): 1552-1559.

[13] TRAVIS WD, BRAMBILLA E, RAMI-PORTA R, et al. Visceral pleural invasion: Pathologic criteria and use of elastic stains: Proposal for the 7th edition of the TNM classification for lung cancer. J Thorac Oncol, 2008, 3 (12): 1384-1390.

[14] HASLETON P, FLIEDER B. Spencer's pathology of the lung. 6th ed. Cambridge: Cambridge University Press, 2013.

[15] PEIFER M, FERNÁNDEZ-CUESTA L, SOS ML, et al. Integrative genome analyses identify key somatic driver mutations of small-cell lung cancer. Nat Genet, 2012, 44 (10): 1104-1110.

[16] RUDIN CM, POIRIER JT, BYERS LA, et al. Molecular subtypes of small cell lung cancer: A synthesis of human

and mouse model data. Nat Rev Cancer, 2019, 19 (5): 289-297.

[17] SCHWENDENWEIN A, MEGYESFALVI Z, BARANY N, et al. Molecular profiles of small cell lung cancer sub-types: Therapeutic implications. Mol Ther Oncolytics, 2021, 20: 470-483.

[18] LANTUEJOUL S, FERNANDEZ-CUESTA L, DAMIOLA F, et al. New molecular classification of large cell neuroendocrine carcinoma and small cell lung carcinoma with potential therapeutic impacts. Transl Lung Cancer Res, 2020, 9 (5): 2233-2244.

[19] THOMAS A, VILIMAS R, TRINDADE C, et al. Durvalumab in combination with olaparib in patients with relapsed SCLC: Results from a Phase II Study. J Thorac Oncol, 2019, 14 (8): 1447-1457.

[20] IRELAND AS, MICINSKI AM, KASTNER DW, et al. MYC Drives temporal evolution of small cell lung cancer subtypes by reprogramming neuroendocrine fate. Cancer Cell, 2020, 38 (1): 60-78.

[21] KOPPARAPU P. Molecular subtyping of SCLC in tumor tissues and CTCs. 2021 Hot Topic Meeting: Small Cell Lung Cancer, 2021.

[22] REKHTMAN N. Lung neuroendocrine neoplasms: Recent progress and persistent challenges. Mod Pathol, 2022, 35 (Suppl 1): 36-50.

四、分子标志物

分子标志物

分层	I级推荐	II级推荐	III级推荐
局限期	proGRP 及 NSE 检测（2A 类）		血钠浓度（2B 类）
广泛期	proGRP 及 NSE 检测（2A 类）		血钠浓度（2B 类）
SCLC 的二线治疗（6 个月内复发）	proGRP 及 NSE 检测（2A 类）		采用 NGS 检测肿瘤突变负荷（TMB）（2B 类）[1]
SCLC 的二线治疗（6 个月以上复发）	proGRP 及 NSE 检测（2A 类）		
SCLC 的三线及以上治疗	proGRP 及 NSE 检测（2A 类）		

【注释】

1 胃泌素释放肽前体（precursor of gastrin-releasing peptide，proGRP）和神经元特异性烯醇化酶（neuron specific enolase，NSE）是 SCLC 诊断以及治疗效果监测的重要肿瘤标志物。研究证实，胃泌素释放肽是 SCLC 组织的重要产物，其在血清里的前体可被稳定检测。SCLC 可表现为神经内分泌细胞的特性，因此 NSE 往往会有过量表达。联合检测 proGPR 和 NSE 可以提高 SCLC 的诊断率，在局限期 SCLC 治疗有效的情况下，这两个值会随之下降[2-4]。

2 肿瘤突变负荷（tumor mutation burden，TMB）可能预测免疫检查点抑制剂疗效，利用 NGS 多基因组合估测 TMB 是临床可行的方法[5]。免疫治疗在 SCLC 中已取得一定疗效。Ⅰ/Ⅱ期 CheckMate032 研究证实，纳武利尤单抗 + 伊匹木单抗治疗高 TMB 患者有效率可达 46.2%，1 年 PFS 率为 30.0%，显著优于低、中 TMB 亚组[6]。在组织标本不足时，利用 NGS 检测循环血肿瘤细胞 DNA（ctDNA）进行 TMB 估测是潜在可行的技术手段之一[7-8]。

3 目前针对 SCLC 尚无批准的靶向药物或指导治疗的标志物。替莫唑胺（temozolomide）在复发性 SCLC 中有一定的疗效，脑转移、MGMT（O6- 甲基鸟嘌呤 -DNA- 甲基转移酶）基因甲基化阳性患者可能疗效更好[6, 9-10]。国家药品监督管理局（National Medical Products Administration，NMPA）已于 2019 年批准人类 *MGMT* 基因甲基化检测试剂盒（荧光 PCR 法）用于定性检测石蜡切片样本中 *MGMT* 的甲基化状态。

4 在 SCLC 中，DNA 损伤修复相关基因（如 *BRCA1/2*）突变并不常见，不能用来预测 PARP 抑制剂疗效[11]。研究表明，PARP 依赖的碱基剪切修复是替莫唑胺耐药重要机制之一[12]，替莫唑胺联合 PARP 抑制剂 veliparib 与替莫唑胺联合安慰剂相比，虽然未能明显延长 PFS 和 OS，但显著提高了 SCLC 患者 ORR（39% vs.14%，P=0.016）。Schlafen-11（SLFN11）调控 DNA 损伤应答和复制应激，可在多种癌症中预测 DNA 损伤机制，化疗药物[13]和 PARP 抑制剂敏感性[11, 14-15]。SLFN11 蛋白表达与替莫唑胺联合 veliparib 治疗患者的 PFS 和 OS 显著相关，有望成为 PARP 抑制剂治疗 SCLC 疗效的预测标志物[9]。

5 循环肿瘤细胞（circulating tumor cells，CTCs）是指在循环血液中存在的具有肿瘤特征的细胞。CTCs 作为一种代表原发肿瘤的"液态活检标本"，可实时、动态地、无创性地对 SCLC 患者病情进行监测。研究证实 SCLC 细胞分裂周期短、增殖快，易进入血液循环继而发生远处转移，CTCs 在 SCLC 人群中检出率为 67%~86%，检测 CTCs 有助于正确判断疾病临床分期，以便选择合适的治疗方案、指导 SCLC 患者的个体化治疗、监测肿瘤复发与转移、判定治疗疗效及预测预后生存，同时也是分析耐药分子机制及解决肿瘤异质性的一种手段[16-22]。

6 对于混有 NSCLC 成分的复合型 SCLC，推荐不吸烟的广泛期患者进行分子检测，以协助明确诊断和评估潜在的靶向治疗方案。

7 低钠血症（血 Na<135mmol/L）是 SCLC 常见并发症之一。回顾性研究发现，伴有低钠血症的 SCLC 患者 OS 显著低于血钠正常的患者[23-24]；纠正低钠血症可能增大 SCLC 患者生存获益[25-26]。

8 有研究表明，对于局限期 SCLC 患者，放疗前血小板 / 淋巴细胞比值（platelet-to-lymphocyte ratio，P/L ratio）与其 OS 显著相关，P/L ratio 数值每增加 1，*HR* 随之上升 1.001[27]，但还需进一步在临床中验证。

参考文献

[1] HELLMANN MD, CIULEANU TE, PLUZANSKI A, et al. Nivolumab plus ipilimumab in lung cancer with a high tumor mutational burden. N Engl J Med, 2018, 378 (22): 2093-2104.

[2] SHIBAYAMA T, UEOKA H, NISHII K, et al. Complementary roles of pro-gastrin-releasing peptide (ProGRP) and

neuron specific enolase (NSE) in diagnosis and prognosis of small-cell lung cancer (SCLC). Lung Cancer, 2001, 32 (1): 61-69.

[3] WÓJCIK E, KULPA JK, SAS-KORCZYŃSKA B, et al. ProGRP and NSE in therapy monitoring in patients with small cell lung cancer. Anticancer Res, 2008, 28 (5B): 3027-3033.

[4] WOJCIK E, KULPA J K, SAS-KORCZYNSKA B. ProGRP and NSE for follow-up of small cell lung cancer patients with limited disease: P2-061. J Thoracic Oncol, 2007, 2 (Suppl 4): S514.

[5] SAMSTEIN RM, LEE CH, SHOUSHTARI AN, et al. Tumor mutational load predicts survival after immunotherapy across multiple cancer types. Nat Genet, 2019, 51 (2): 202-206.

[6] PIETANZA MC, KADOTA K, HUBERMAN K, et al. Phase Ⅱ trial of temozolomide in patients with relapsed sensitive or refractory small cell lung cancer, with assessment of methylguanine-DNA methyltransferase as a potential biomarker. Clin Cancer Res, 2012, 18 (4): 1138-1145.

[7] WANG Z, DUAN J, CAI S, et al. Assessment of blood tumor mutational burden as a potential biomarker for immunotherapy in patients with non-small cell lung cancer with use of a next-generation sequencing cancer gene panel. JAMA Oncol, 2019, 5 (5): 696-702.

[8] GANDARA DR, PAUL SM, KOWANETZ M, et al. Blood-based tumor mutational burden as a predictor of clinical benefit in non-small-cell lung cancer patients treated with atezolizumab. Nat Med, 2018, 24 (9): 1441-1448.

[9] PIETANZA MC, WAQAR SN, KRUG LM, et al. Randomized, double-blind, phase Ⅱ study of temozolomide in combination with either veliparib or placebo in patients with relapsed-sensitive or refractory small-cell lung cancer. J Clin Oncol, 2018, 36 (23): 2386-2394.

[10] ZAUDERER MG, DRILON A, KADOTA K, et al. Trial of a 5-day dosing regimen of temozolomide in patients with relapsed small cell lung cancers with assessment of methylguanine-DNA methyltransferase. Lung Cancer, 2014, 86 (2): 237-240.

分子标志物

［11］ ALLISON STEWART C, TONG P, CARDNELL RJ, et al. Dynamic variations in epithelial-to-mesenchymal transition (EMT), ATM, and SLFN11 govern response to PARP inhibitors and cisplatin in small cell lung cancer. Oncotarget, 2017, 8 (17): 28575-28587.

［12］ MURAI J, TANG SW, LEO E, et al. SLFN11 blocks stressed replication forks independently of ATR. Mol Cell, 2018, 69 (3): 371-384.

［13］ ZOPPOLI G, REGAIRAZ M, LEO E, et al. Putative DNA/RNA helicase Schlafen-11 (SLFN11) sensitizes cancer cells to DNA-damaging agents. Proc Natl Acad Sci U S A, 2012, 109 (37): 15030-15035.

［14］ LOK BH, GARDNER EE, SCHNEEBERGER VE, et al. PARP Inhibitor activity correlates with slfn11 expression and demonstrates synergy with temozolomide in small cell lung cancer. Clin Cancer Res, 2017, 23 (2): 523-535.

［15］ POLLEY E, KUNKEL M, EVANS D, et al. Small cell lung cancer screen of oncology drugs, investigational agents, and gene and microrna expression. J Natl Cancer Inst, 2016, 108 (10): djw122.

［16］ CHENG Y, LIU XQ, FAN Y, et al. Circulating tumor cell counts/change for outcome prediction in patients with extensive-stage small-cell lung cancer. Future Oncol, 2016, 12 (6): 789-799.

［17］ NORMANNO N, ROSSI A, MORABITO A, et al. Prognostic value of circulating tumor cells'reduction in patients with extensive small-cell lung cancer. Lung Cancer, 2014, 85 (2): 314-319.

［18］ HOU JM, KREBS MG, LANCASHIRE L, et al. Clinical significance and molecular characteristics of circulating tumor cells and circulating tumor microemboli in patients with small-cell lung cancer. J Clin Oncol, 2012, 30 (5): 525-532.

［19］ HILTERMANN T, PORE MM, VAN DEN BERG A, et al. Circulating tumor cells in small-cell lung cancer: A predictive and prognostic factor. Ann Oncol, 2012, 23 (11): 2937-2942.

［20］ NAITO T, TANAKA F, ONO A, et al. Prognostic impact of circulating tumor cells in patients with small cell lung cancer. J Thorac Oncol, 2012, 7 (3): 512-519.

分子标志物

［21］ AGGARWAL C, WANG X, RANGANATHAN A, et al. Circulating tumor cells as a predictive biomarker in patients with small cell lung cancer undergoing chemotherapy. Lung Cancer, 2017, 112: 118-125.

［22］ TAY RY, FERNÁNDEZ-GUTIÉRREZ F, FOY V, et al. Prognostic value of circulating tumour cells in limited-stage small-cell lung cancer: Analysis of the concurrent once-daily versus twice-daily radiotherapy (CONVERT) randomised controlled trial. Ann Oncol, 2019, 30 (7): 1114-1120.

［23］ HONG X, XU Q, YANG Z, et al. The value of prognostic factors in Chinese patients with small cell lung cancer: A retrospective study of 999 patients. Clin Respir J, 2018, 12 (2): 433-447.

［24］ 孔月, 徐裕金, 唐华容, 等. 低钠血症与SCLC患者预后关系研究. 中华放射肿瘤学杂志, 2016, 25 (2): 126-130.

［25］ HANSEN O, SØRENSEN P, HANSEN KH. The occurrence of hyponatremia in SCLC and the influence on prognosis: A retrospective study of 453 patients treated in a single institution in a 10-year period. Lung Cancer, 2010, 68 (1): 111-114.

［26］ FILIPPATOS TD, MAKRI A, ELISAF MS, et al. Hyponatremia in the elderly: Challenges and solutions. Clin Interv Aging, 2017, 12: 1957-1965.

［27］ YU Y, WANG L, CAO S, et al. Pre-radiotherapy lymphocyte count and platelet-to-lymphocyte ratio may improve survival prediction beyond clinical factors in limited stage small cell lung cancer: Model development and validation. Transl Lung Cancer Res, 2020, 9 (6): 2315-2327.

分子标志物

五、局限期 SCLC 的初始治疗

局限期 SCLC 的初始治疗

分期	分层	Ⅰ级推荐	Ⅱ级推荐	Ⅲ级推荐
T_{1-2}，N_0	适合手术的患者	1. 肺叶切除术 + 肺门、纵隔淋巴结清扫术[1]（2A 类） 2. 术后 N_0 的患者：辅助化疗 依托泊苷 + 顺铂[3]（2A 类） 依托泊苷 + 卡铂[4]（2A 类） 3. 术后 N_1 的患者辅助化疗 ± 纵隔淋巴结放疗[6]（2A 类） 4. 术后 N_2 的患者辅助化疗 + 纵隔放疗[5]（2A 类）		预防性脑放疗[2]（3 类）
	不适宜手术患者或者不愿意手术的患者	立体定向放射治疗[7]（SBRT/SABR）后化疗（2A 类） 化疗 + 同步 / 序贯放疗（1 类）		CR 或 PR 的患者：预防性脑放疗（3 类）

局限期 SCLC 的初始治疗（续）

分期	分层	Ⅰ级推荐	Ⅱ级推荐	Ⅲ级推荐
超过 $T_{1\sim2}$，N_0	PS 0~2	化疗 + 同步 / 序贯放疗[10, 11-16]（1类）： 化疗方案： 依托泊苷 + 顺铂[8]（1类） 依托泊苷 + 卡铂[9]（1类）	CR 或 PR 的患者： 预防性脑放疗[2] （1类）	
	PS 3~4（由 SCLC 所致）	化疗 ± 放疗[11-16] 化疗方案[8-9]： 依托泊苷 + 顺铂（2A 类） 依托泊苷 + 卡铂（2A 类）	CR 或 PR 的患者： 预防性脑放疗[2] （1类）	
	PS 3~4（非 SCLC 所致）	最佳支持治疗		

【注释】

1. 局限期 SCLC 手术治疗

临床分期为 Ⅰ ~ Ⅱ A 期的患者术前应行病理性纵隔分期，包括纵隔镜检查、纵隔切开术、经气管或经食管的超声（EBUS）引导下活检以及电视胸腔镜检查等。若内镜下淋巴结活检是阳性的，不需要其他纵隔分期检查。如果患者不适合手术或者不希望手术治疗，不需进行病理纵隔分期。对 SCLC，PET/CT 是比常规影像检查更好的分期手段，据报道常规影像方法分期为局限期的患者经 PET/CT 检查有 19% 的患者转变为广泛期，也有 8% 的广泛期 SCLC 转为局限期。

Ⅰ～ⅡA 期的 SCLC 可能从手术中获益。现有的数据显示，手术组和非手术组患者 5 年生存率范围分别在 27%~73% 和 4%~44%。Yang 等[17] 基于 NCDB 数据库的倾向匹配分析中发现，手术治疗能显著改善 5 年的生存率（47.6% vs. 29.8%，$P<0.01$）。关于手术方式，多项回顾性研究和 meta 分析[17-18] 的亚组分析均显示，肺叶切除组的生存优于楔形切除。

ⅡB～ⅢA 期 SCLC，手术的作用存在争议。尽管一些回顾性研究获得了阳性结果，但这些研究中已经获得的中位生存期范围为 17~31.7 个月，与同步放化疗的 CONVERT 研究[19] 的 25 个月相比并未有突破性提升，故手术对于 ⅡB～ⅢA 期 SCLC 的有效性及适合亚群仍待商榷。ⅢB～ⅢC 期 SCLC，缺乏有效证据证明手术有效，因此不推荐接受手术治疗。

2. 局限期 SCLC 胸部放疗

（1）辅助放疗：研究发现，术后 N_2 患者辅助放疗能够提高 OS（22 个月 vs. 16 个月）[5]，因此推荐术后 N_2 患者接受辅助放疗。一项基于 NCDB 的回顾性分析显示，与未行辅助放疗相比，N_1 患者辅助胸部放疗的 5 年生存率在数值上提高 5.6%，但没有获得统计学上显著差异（$P=0.22$），基于两组样本量不均衡，且缺少局部复发数据，建议术后 N_1 的患者进行辅助放疗[6]，同步或序贯均可[20-22]。目前辅助放疗推荐采用三维适形技术（3D-CRT）、调强技术（IMRT）或容积旋转调强技术（VMAT），靶区主要包括同侧肺门、同侧纵隔和隆突下等局部复发高危区域，总剂量 50Gy。

（2）不适宜手术或拒绝行手术的 I ~ II A 期 SCLC：除了同步放化疗外，对原发肿瘤行 SBRT/SABR，然后进行全身化疗是可选治疗。SBRT/SABR 的治疗原则同非小细胞肺癌。SBRT/SABR 生物学等效剂量 ≥ 100Gy 可以取得更好的局部控制和生存率[23]，RTOG0813 研究显示 50Gy/5f 没有发生严重的毒性反应[24]。对于 SBRT/SABR 设备要求：要具备 IGRT 功能，TPS 支持多模态图像（融合）和复杂设计计划功能。应用 SBRT/SABR 时能够应用 CT/4D-CT 模拟定位精确勾画定位 CT 图像，扫描层厚：1~3mm，通过慢速 CT、屏气技术、门控技术、4D-CT 等实现对运动靶区数据的获取和呼吸运动的管理。MLC 的宽度要求在 5mm 以下。建议用 ≤ 2.0mm 的计算网格。对于治疗中的影像引导需要有 CBCT 配准、体内标记、体表标记及追踪技术支持。用于做 SBRT/SABR 的设备各项参数精度如等中心、激光灯、图像引导、图像质量等，要高于常规 IMRT 治疗所用设备的要求。

（3）超过 $T_{1-2}N_0$ 的局限期 SCLC 患者，同步放化疗为标准治疗。如果患者不能耐受，也可行序贯化放疗。经 III 期随机对照研究验证，实行同步放化疗优于序贯放化疗[10]。加拿大一项研究比较在化疗第 2 与第 6 周期开始放疗的疗效，发现早期放疗可提高局部和全身控制率，获得更长的生存期[25]。所以胸部放疗应在化疗的第 1~2 个周期尽早介入[26-27]，对于特殊的临床情况，如肿瘤巨大、合并肺功能损害、阻塞性肺不张等，可考虑 2 个周期化疗后进行放疗。同步化疗方案推荐使用顺铂 / 依托泊苷，每周期 21~28 天。

（4）放疗总剂量和分割方案：目前尚未确定最佳的放疗剂量和分割方案。根据 INT 0096 研究，45Gy/1.5Gy，b.i.d./3 周方案优于 45Gy/1.8Gy，q.d./5 周方案[11-12]。而两项 III 期研究

CONVERT 研究和 RTOG0538 研究均未能证明 66Gy 或 70Gy（每天 1 次）方案优于 45Gy（b.i.d.）方案，但前者的总生存率和毒性均与后者相似[13, 34]，因此推荐局限期 SCLC 患者胸部放疗总剂量为 45Gy/1.5Gy，b.i.d./3 周或总剂量为 60~70Gy，1.8~2.0Gy，q.d./6~8 周[13-14]。回顾性和随机 II 期研究表明，加速大分割方案总剂量为 40~42Gy（每天治疗一次，3 周完成）可产生与 45Gy/1.5Gy，每日 2 次相似的结果[37-38]。

（5）放疗靶区：靶区勾画原则为原发灶靶区应按照化疗后残留肿瘤勾画，对于诱导化疗后完全缓解的淋巴结，也应该照射淋巴结所在的整个引流区，有明确的纵隔淋巴结转移者，即使同侧肺门未发现肿大淋巴结，靶区包括同侧肺门也是合理的。一项前瞻性非劣效性随机对照研究中，化疗前和化疗后肿瘤范围进行放疗的局部复发率、孤立性淋巴结失败率和 OS 均无显著性差异[28]。放疗至少要采用 CT 模拟定位和三维适形技术。当需要达到足够的肿瘤剂量而又要顾及正常组织的限量时，则需要采用更先进的技术，包括（但不仅限于）：四维 CT（4DCT）和 / 或 PET/CT 模拟定位，IMRT/VMAT，图像引导放疗技术（IGRT）及呼吸门控技术。

3. 局限期 SCLC 的 PCI

局限期 SCLC，前期经过根治性化疗和胸部放疗，获得较好的疗效（PR/CR）的患者，行 PCI，可以降低颅内转移的概率并提高整体生存率[2]。而接受根治性手术和系统化疗的 I 期 SCLC 患者，因为后期发生的脑转移率较低（<10%），脑预防放疗可能获益较低[29]。全脑预防放疗的剂量建议为 25Gy/10 次。开始时机建议完成放化疗治疗后 3~4 周。具体的放疗技术可选择常规放疗，适形放疗［海马保护的全脑放疗可显著改善神经认知功能受损[30]，但在 PCI 照射

中的保护作用尚存在争议[35]，有条件的前提下可考虑行海马保护的调强放疗（IMRT），更大规模的 3 期研究 NRG003 正在进行]。对于高龄（大于 65 岁），PS>2 分，有神经认知功能受损的患者不建议行 PCI[31]。

4. 局限期 SCLC 的内科治疗

（1）依托泊苷联合铂类是局限期 SCLC 一线治疗的经典方案。meta 分析比较了 SCLC 患者采用顺铂为基础和卡铂为基础的方案，两组 ORR 无差异（67% vs. 66%），PFS 和 OS 也无差异（分别为 5.5 个月 vs. 5.3 个月；9.6 个月 vs. 9.4 个月），证实顺铂和卡铂方案在 SCLC 中疗效相似[9]。

（2）术后辅助化疗：术后均应接受含铂辅助化疗[32-33]。NCDB 数据库分析显示，对于 $pT_{1-2}N_0M_0$ 的患者，辅助化疗（无论是否联合放疗）能够降低 22% 的死亡风险（$HR=0.78$，95% CI 0.63~0.95）[33]。辅助化疗采用 EP 或 EC 方案。

（3）PS 评分 3~4 分的局限期 SCLC 患者，治疗上大体分为以下两种情况：①如果为 SCLC 所致，应充分综合考虑各种因素，谨慎选择治疗方案，如化疗（单药方案或减量联合方案），如果治疗后 PS 评分能达到 0~2 分，可考虑给予同步或序贯放疗；如果 PS 评分仍无法恢复至 2 分以上，则根据具体情况决定是否采用胸部放疗。②如果为非 SCLC 所致，经对症支持治疗后，如果体力状况得到改善，PS 评分能够达到 0~2 分，可按照 PS 0~2 组患者的治疗策略进行治疗。

（4）对于老年 SCLC 患者，不能仅根据年龄确定治疗方案，根据机体功能状态指导治疗更有意义。如果老年患者日常生活自理能力、体力状况良好、器官功能相对较好，应当接受标准联合化疗（如果有指征也可放疗），但因老年患者可能有更高的概率出现骨髓抑制、乏力和器官功能储备较差，所以在治疗过程中应谨慎观察，以避免过高的风险。

（5）免疫治疗在局限期 SCLC 也进行了初步探索，STIMULI 研究中对比了局限期 SCLC 患者在同步放化疗及 PCI 治疗后接受免疫巩固治疗和支持治疗的疗效，免疫巩固组应用纳武利尤单抗＋伊匹木单抗 4 周期巩固治疗后继续行纳武利尤单抗维持治疗 12 个月。该试验后因入组速度慢而提前终止，且未达到主要终点，免疫巩固组和支持治疗组的 PFS 分别为 10.7 个月和 14.5 个月，P=0.93，免疫巩固组中有 55.1% 的患者因 AEs 终止治疗，≥3 级 AEs 患者比例为 61.5%（治疗相关 AEs 占 51.3%），对照组为 25.3%，短期积极治疗后出现无法耐受的毒性反应致治疗终止可能影响了整个试验的疗效评价[36]。ADRIATIC 研究、ML41257 研究、SHR-1316-Ⅲ-302 研究、MK7339-013/KEYLYNK-013 研究和 NRG-LU005 研究等其他免疫治疗在局限期 SCLC 中的研究结果值得期待。

参考文献

[1] LAD T, PIANTADOSI S, THOMAS P, et al. A prospective randomized trial to determine the benefit of surgical resection of residual disease following response of small cell lung cancer to combination chemotherapy. Chest, 1994, 106 (6 Suppl): 320S-323S.

[2] AUPÉRIN A, ARRIAGADA R, PIGNON JP, et al. Prophylactic cranial irradiation for patients with small-cell lung cancer in complete remission: Prophylactic Cranial Irradiation Overview Collaborative Group. N Engl J Med, 1999, 341 (7): 476-484.

［3］ SHEPHERD FA, EVANS WK, FELD R, et al. Adjuvant chemotherapy following surgical resection for small-cell car-cinoma of the lung. J Clin Oncol, 1988, 6 (5): 832-838.

［4］ TSUCHIYA R, SUZUKI K, ICHINOSE Y, et al. Phase II trial of postoperative adjuvant cisplatin and etoposide in patients with completely resected stage I-IIIA small cell lung cancer: The Japan Clinical Oncology Lung Cancer Study Group Trial (JCOG9101). J Thorac Cardiovasc Surg, 2005, 129 (5): 977-983.

［5］ SCHREIBER D, RINEER J, WEEDON J, et al. Survival outcomes with the use of surgery in limited-stage small cell lung cancer: Should its role be re-evaluated ?. Cancer, 2010, 116 (5): 1350-1357.

［6］ WONG AT, RINEER J, SCHWARTZ D, et al. Assessing the impact of postoperative radiation therapy for completely resected limited-stage small cell lung cancer Using the National Cancer Database. J Thorac Oncol, 2016, 11 (2): 242-248.

［7］ TIMMERMAN R, PAULUS R, GALVIN J, et al. Stereotactic body radiation therapy for inoperable early stage lung cancer. JAMA, 2010, 303 (11): 1070-1076.

［8］ SUNDSTRØM S, BREMNES RM, KAASA S, et al. Cisplatin and etoposide regimen is superior to cyclophospha-mide, epirubicin, and vincristine regimen in small-cell lung cancer: Results from a randomized phase III trial with 5 years'follow-up. J Clin Oncol, 2002, 20 (24): 4665-4672.

［9］ ROSSI A, DI MAIO M, CHIODINI P, et al. Carboplatin-or cisplatin-based chemotherapy in first-line treatment of small-cell lung cancer: The COCIS meta-analysis of individual patient data. J Clin Oncol, 2012, 30 (14): 1692-1698.

［10］ TAKADA M, FUKUOKA M, KAWAHARA M, et al. Phase III study of concurrent versus sequential thoracic radio-therapy in combination with cisplatin and etoposide for limited-stage small-cell lung cancer: results of the Japan Clinical Oncology Group Study 9104. J Clin Oncol, 2002, 20 (14): 3054-3060.

［11］ TURRISI AT 3RD, KIM K, BLUM R, et al. Twice-daily compared with once-daily thoracic radiotherapy in limited small-cell lung cancer treated concurrently with cisplatin and etoposide. N Engl J Med, 1999, 340 (4): 265-271.

［12］ SCHILD SE, BONNER JA, SHANAHAN TG, et al. Long-term results of a phase III trial comparing once-daily radiotherapy with twice-daily radiotherapy in limited-stage small-cell lung cancer. Int J Radiat Oncol Biol Phys, 2004, 59 (4): 943-951.

[13] FAIVRE-FINN C, SNEE M, ASHCROFT L, et al. Concurrent once-daily versus twice-daily chemoradiotherapy in patients with limited-stage small-cell lung cancer (CONVERT): An open-label, phase 3, randomised, superiority trial. Lancet Oncol, 2017, 18: 1116-1125.

[14] MILLER KL, MARKS LB, SIBLEY GS, et al. Routine use of approximately 60 Gy once-daily thoracic irradiation for patients with limited-stage small-cell lung cancer. Int J Radiat Oncol Biol Phys, 2003, 56 (2): 355-359.

[15] ROOF KS, FIDIAS P, LYNCH TJ, et al. Radiation dose escalation in limited-stage small-cell lung cancer. Int J Radiat Oncol Biol Phys, 2003, 57 (3): 701-708.

[16] BOGART JA, HERNDON JE 2nd, LYSS AP, et al. 70 Gy thoracic radiotherapy is feasible concurrent with chemotherapy for limited-stage small-cell lung cancer: Analysis of Cancer and Leukemia Group B study 39808. Int J Radiat Oncol Biol Phys, 2004, 59 (2): 460-468.

[17] YANG C J, CHAN D Y, SHAH S A, et al. Long-term survival after surgery compared with concur-rent chemoradiation for node-negative small cell lung cancer. Ann Surg, 2018, 268 (6): 1105-1112.

[18] LIU T, CHEN Z, DANG J, et al. The role of surgery in stage I to III small cell lung cancer: A systematic review and meta-analysis. PLoS One, 2018, 13 (12): e0210001.

[19] FAIVRE-FINN C, SNEE M, ASHCROFT L, et al. Concurrent once-daily versus twice-daily chemoradiotherapy in patients with limited-stage small-cell lung cancer (CONVERT): An open-label, phase 3, randomised, superiority trial. Lancet Oncol, 2017, 18 (8): 1116-1125.

[20] YANG CJ, CHAN DY, SPEICHER PJ, et al. Surgery versus optimal medical management for N1 small cell lung cancer. Ann Thorac Surg, 2017, 103 (6): 1767-1772.

[21] URUSHIYAMA H, JO T, YASUNAGA H, et al. Adjuvant chemotherapy versus chemoradiotherapy for small cell

lung cancer with lymph node metastasis: A retrospective observational study with use of a national database in Japan. BMC Cancer, 2017, 17 (1): 613.

［22］ ZHANG S, SUN X, SU N, et al. Benefits of postoperative thoracic radiotherapy for small cell lung cancer subdivided by lymph node stage: A systematic review and meta-analysis. J Thorac Dis, 2017, 9 (5): 1257-1264.

［23］ ONISHI H, SHIRATO H, NAGATA Y, et al. Hypofractionated stereotactic radiotherapy (HypoFX-SRT) for stage Ⅰ non-small cell lung cancer: Updated results of 257 patients in a Japanese multi-institutional study. J Thorac Oncol, 2007, 2 (7 Suppl 3): S94-S100.

［24］ BEZJAK A, PAULUS R, GASPAR LE, et al. Safety and efficacy of a five-fraction stereotactic body radiotherapy schedule for centrally located non-small-cell lung cancer: NRG Oncology/RTOG 0813 Trial. J Clin Oncol, 2019, 37 (15): 1316-1325.

［25］ MURRAY N, COY P, PATER JL, et al. Importance of timing for thoracic irradiation in the combined modality treatment of limited-stage small-cell lung cancer: The National Cancer Institute of Canada Clinical Trials Group. J Clin Oncol, 1993, 11 (2): 336-344.

［26］ FRIED DB, MORRIS DE, POOLE C, et al. Systematic review evaluating the timing of thoracic radiation therapy in combined modality therapy for limited-stage small-cell lung cancer. J Clin Oncol, 2004, 22 (23): 4837-4845.

［27］ STINCHCOMBE TE, GORE EM. Limited-stage small cell lung cancer: Current chemoradiotherapy treatment paradigms. Oncologist, 2010, 15 (2): 187-195.

［28］ HU X, BAO Y, XU YJ, et al. Final report of a prospective randomized study on thoracic radiotherapy target volume for limited-stage small cell lung cancer with radiation dosimetric analyies. Cancer, 2020, 126 (4): 840-849.

［29］ GONG L, WANG QI, ZHAO L, et al. Factors affecting the risk of brain metastasis in small cell lung cancer with surgery: Is prophylactic cranial irradiation necessary for stage Ⅰ-Ⅲ disease？. Int J Radiat Oncol Biol Phys, 2013, 85 (1): 196-200.

［30］ GONDI V, PUGH S, BROWN PD, et al. Significant preservation of neurocognitive function (NCF) and patient-reported symptoms with Hippocampal Avoidance (HA) during whole-brain radiotherapy (WBRT) for brain metastases: Final Results of Nrg Oncology CC001. Int J Radiat Oncol Biol Phys, 2019, 105 (1): S12-S13.

[31] XU J, YANG H, FU X, et al. Prophylactic cranial irradiation for patients with surgically resected small cell lung cancer. J Thorac Oncol, 2017, 12 (2): 347-353.

[32] BROCK MV, HOOKER CM, SYPHARD JE, et al. Surgical resection of limited disease small cell lung cancer in the new era of platinum chemotherapy: Its time has come. J Thorac Cardiovasc Surg, 2005, 129 (1): 64-72.

[33] YANG CF, CHAN DY, SPEICHER PJ, et al. Role of adjuvant therapy in a population-based cohort of patients with early-stage small-cell lung cancer. J Clin Oncol, 2016, 34 (10): 1057-1064.

[34] BOGART JA, WANG XF, MASTERS GA, et al. Phase 3 comparison of high-dose once daily (QD) thoracic radiotherapy (TRT) with standard twice-daily (BID) TRT in limited stage small cell lung cancer (SCLC): CALGB 30610 (Alliance)/RTOG 0538. J Clin Oncol, 2021, 39: 8505.

[35] BELDERBOS JS, DE RUYSSCHER DK, DE JAEGER K, et al. Phase 3 randomized trial of prophylactic cranial irradiation with or without hippocampus avoidance in SCLC (NCT01780675). J Thorac Oncol, 2021,16(5):840-849.

[36] PETERS S, PUJOL JL, DAFNI U, et al. Consolidation nivolumab and ipilimumab versus observation in limited disease small-cell lung cancer after chemo-radiotherapy results from the randomised phase II ETOP/IFCT 4-12 STIMULI trial. Ann Oncol, 2022, 33 (1): 67-79.

[37] SPIRO SG, JAMES LE, RUDD RM, et al. Early compared with late radiotherapy in combined modality treatment for limited diease small-cell lung cancer: A London Lung Cancer Group multicenter randomized clinical trial and meta-analysis. J Clin Oncol, 2006, 24 (24): 3823-3830.

[38] GRØNBERG BH, HALVORSEN TO, FLØTTEN Ø, et al. Randomized phase II trial comparing twice daily hyperfractionated with once daily hypofractionated thoracic radiotherapy in limited disease small cell lung cancer. Acta Oncol, 2016, 55 (5): 591-597.

局限期 SCLC 的初始治疗

[附] 局限期 SCLC 的初始治疗方案

EP 方案 + 同步 / 序贯放疗

顺铂：75mg/m^2，静脉输注，第 1 天

依托泊苷：100mg/m^2，静脉输注，第 1~3 天

每 3~4 周重复，4~6 周期

在第一或第二周期开始同步放疗

胸部放疗：45Gy，1.5Gy，b.i.d./3 周或 60~70Gy/1.8~2.0Gy/q.d./6~8 周

EP 方案 + 同步 / 序贯放疗

顺铂：60mg/m^2，静脉输注，第 1 天

依托泊苷：120mg/m^2，静脉输注，第 1~3 天

每 3~4 周重复，4~6 周期

在第一或第二周期开始同步放疗

胸部放疗：45Gy，1.5Gy，b.i.d./3 周或 60~70Gy/1.8~2.0Gy/q.d./6~8 周

EP 方案

顺铂：25mg/m^2，静脉输注，第 1~3 天

依托泊苷：100mg/m^2，静脉输注，第 1~3 天

每 3 周重复

EC 方案

卡铂：AUC=5~6，静脉输注，第 1 天

依托泊苷：100mg/m^2，静脉输注，第 1~3 天

每 3 周重复

SBRT/SABR：50~60Gy/5f

PCI 方案：25Gy/2.5Gy/10f

六、广泛期 SCLC 的初始治疗

广泛期 SCLC 的初始治疗

	分层	Ⅰ级推荐	Ⅱ级推荐	Ⅲ级推荐
无局部症状且无脑转移	PS 0~2 分 PS 3~4 分 （由 SCLC 所致）	化疗 + 免疫治疗： 斯鲁利单抗 + 依托泊苷 + 卡铂 4 周期后斯鲁利单抗维持治疗 （优选，1A 类）[32] 阿得贝利 + 依托泊苷 + 卡铂 4 周期后阿得贝利单抗维持治疗 （优选，1A 类）[31] 阿替利珠单抗 + 依托泊苷 + 卡铂 4 周期后阿替利珠单抗维持治疗 （优选，1A 类）[1] 度伐利尤单抗 + 依托泊苷 + 卡铂或顺铂 4 周期后度伐利尤单抗维持治疗（优选，1A 类）[2] 化疗： 依托泊苷 + 顺铂[3]（1 类） 依托泊苷 + 卡铂[4]（1 类） 伊立替康 + 顺铂[5-6]（1 类） 伊立替康 + 卡铂[7]（1 类）	1. 依托泊苷 + 洛铂[8] （2A 类） 2. CR 或 PR 的患者： （1）胸部放疗 （2A 类） （2）预防性脑放疗 （2A 类） 3. 曲拉西利或 G-CSF（含铂化疗 ± 免疫检查点抑制剂前预防应用）（2A 类）[29-30]	
	PS 3~4 分 （非 SCLC 所致）	最佳支持治疗		

广泛期 SCLC 的初始治疗（续）

分层		I 级推荐	II 级推荐	III 级推荐
有局部症状	上腔静脉综合征	1. 临床症状严重者：放疗 + 化疗（2A 类） 2. 临床症状较轻者：化疗 + 放疗（2A 类）	CR 或 PR 的患者：预防性脑放疗（2A 类）	
	脊髓压迫症	局部放疗控制压迫症状 + EP/EC/IP/IC 方案化疗（2A 类）		
	骨转移	1. EP/EC/IP/IC 方案化疗 + 局部姑息外照射放疗（2A 类） 2. 有骨折高危患者可采取骨科固定		

	分层	Ⅰ级推荐	Ⅱ级推荐	Ⅲ级推荐
伴脑转移	无症状	先斯鲁利单抗 +EC，后全脑放疗（1A 类） 或 先阿得贝利单抗 +EC，后全脑放疗（1A 类） 或 先阿替利珠单抗 + EC 方案，后全脑放疗（1A 类） 或 先度伐利尤单抗 + EP/EC 方案，后全脑放疗（1A 类） 或 先 EP/EC/IP/IC 方案，后全脑放疗（2A 类）	1. CR 或 PR 的患者：胸部放疗（2A 类） 2. 曲拉西利或 G-CSF（含铂化疗 ± 免疫检查点抑制剂前预防应用）（2A 类）	

分层		I 级推荐	II 级推荐	III 级推荐
伴脑转移	有症状	先全脑放疗，症状稳定后斯鲁利单抗 +EC 方案（1A 类） 或 先全脑放疗，症状稳定后阿得贝利单抗 +EC 方案（1A 类） 或 先全脑放疗，症状稳定后阿替利珠单抗 +EC 方案（1A 类） 或 先全脑放疗，后度伐利尤单抗 +EP/EC 方案（1A 类） 或 先全脑放疗，症状稳定后 EP/EC/IP/IC 方案（2A 类）	CR 或 PR 的患者：胸部放疗（2A 类）	

【注释】

1. 化疗

依托泊苷联合顺铂或卡铂是一线治疗的标准方案。此外，伊立替康联合铂类方案也是一线治疗的可选择方案。由于顺铂有剂量限制性肾毒性、耳毒性、神经毒性和消化道毒性，以及治疗诱导性耐药等缺点，对于不适用顺铂的患者，也可以选择依托泊苷联合洛铂方案。根据中国学者开展的依托泊苷联合洛铂（EL）对比 EP 一线治疗广泛期 SCLC 的 III 期研究结果，推荐洛铂也可作为中国广泛期 SCLC 可选的一线化疗药物。该研究共入组 234 例患者，EL 组和 EP 组中位 PFS 分别为 5.17 个月 vs. 5.79 个月（P=0.182 1）；中位 OS 分别为 12.52 个月 vs. 11.56 个月（P=0.338 3），DCR 为 82.64% vs. 83.78%（P=0.861 8）。肾毒性、恶心和呕吐的发生率在 EL 组也显著降低[8]。

2. 免疫检查点抑制剂

靶向 PD-1 和 PD-L1 的免疫检查点抑制剂在 SCLC 治疗中显示了良好的临床活性。2020 年 2 月我国国家药品监督管理局（NMPA）基于 IMpower133 研究的结果，正式批准 PD-L1 抑制剂阿替利珠单抗 + 依托泊苷 / 卡铂一线治疗广泛期 SCLC 的适应证，因此本指南将其作为 I 级推荐。IMpower133 研究是一项阿替利珠单抗 + 依托泊苷 / 卡铂对比安慰剂 + 依托泊苷 / 卡铂一线治疗广泛期 SCLC 疗效和安全性的 III 期研究[1]。结果显示，与标准治疗相比，阿替利珠单抗联合依托泊苷 / 卡铂可将中位 OS 延长 2 个月（12.3 个月 vs. 10.3 个月，P=0.015 4），并显著提高了 12 个月（51.9% vs. 30.9%）和 18 个月（34.0% vs. 21.0%）的 OS 率，中位 PFS 也由 4.3 个月延长到 5.2 个月，疾病进展风险降低 23%[1, 9]，两组患者 3/4 级 AE 的发生率相似。虽然阿替利珠单抗 1 680mg q.4w. 维持用药与 1 200mg q.3w. 维持用药的疗效和安全性相同，NCCN 指南也推荐可以选择 1 680mg q.4w. 维持治疗，但我国阿替利珠单抗获批的适应证仅有 1 200mg 一种剂型，故仅推荐 1 200mg q.3w. 维持治疗。在另外一种 PD-L1 抑制剂度伐利尤单抗联合化疗一线治疗广泛期 SCLC 的 CASPIAN 研究中，度伐利尤单抗 + 依托泊苷 / 顺铂或卡铂组的中位 OS 显著优于化疗组（13.0 个月 vs. 10.3 个月，P=0.004 7），死亡风险降低 27%（HR=0.73，95% CI 0.59~0.91），两组 AE 的发生率也是相似的（98.1% vs. 97%）[2]。2019 年 11 月 FDA 授予度伐利尤单抗在先前未接受过治疗的广泛期 SCLC 的优先审评资格，NCCN 指南也将其作为一线治疗的优先推荐。2021 年 7 月 NMPA 批准度伐利尤单抗联合依托泊苷 / 卡铂或顺铂方案一线治疗广泛期 SCLC 的适应证，因此本指南将其作为 I 级推荐。

SHR-1316（阿得贝利单抗）是国产的人源化 PD-L1 抑制剂，SHR-1316-Ⅲ-301 研究是一项随机、双盲、Ⅲ期研究，评估了 SHR-1316 或安慰剂联合依托泊苷和卡铂用于广泛期 SCLC 一线治疗有效性和安全性，结果显示，阿得贝利单抗联合化疗组中位 OS 达到了 15.3 个月[31]，与安慰剂联合化疗相比延长 2.5 个月，可以降低 28% 的死亡风险。此外，阿得贝利单抗组在 PFS，ORR，DOR 方面也获得了优异的结果，同时具有良好的安全性。2023 年 2 月 NMPA 批准阿得贝利单抗联合化疗一线治疗广泛期小细胞肺癌的适应证。斯鲁利单抗是国产的 PD-1 抑制剂，ASTRUM-005 是一项对比斯鲁利单抗联合化疗及安慰剂联合化疗的有效性和安全性的随机、双盲、国际多中心、Ⅲ期临床研究，期中分析结果显示，中位随访 12.3 个月，斯鲁利单抗组和安慰剂组的总人群中位 OS 分别为 15.4 个月和 10.9 个月，延长 4.5 个月，显著降低死亡风险 37%（HR=0.63，95% CI 0.49~0.82；P<0.001），24 个月总生存率分别为 43.1% 和 7.9%，中位 PFS 分别为 5.7 个月和 4.3 个月，降低 52% 的疾病进展风险（HR=0.48，95% CI 0.38~0.59），而且具有良好的安全性[32]。2023 年 1 月 17 日 NMPA 批准斯鲁利单抗与 EC 方案一线治疗广泛期小细胞肺癌。此外，TQB2450-Ⅲ-04 研究（TQB2450 联合安罗替尼和化疗）、JUPITER028 研究（特瑞普利单抗联合化疗）、BGB-A317-312 研究（替雷利珠单抗联合化疗）等免疫检查点抑制剂联合化疗的Ⅲ期研究已经结束入组，期待结果公布。

3. 广泛期 SCLC 的胸部放疗

广泛期 SCLC 患者对一线化疗敏感者，疗效判定 CR 或 PR，且一般状态良好，加用胸部放疗可有所获益，尤其对于胸部有残余病灶和远处转移病灶体积较小者[10]。研究证明低剂量的胸部放疗耐受性良好，可降低症状性胸部复发风险，在一部分患者中可延长生存[11-12]。CREST 研究结果显示全身化疗后达缓解（CR 和 PR）的广泛期 SCLC 患者，给予胸部原发病灶放疗（30Gy/10 次）联合预防性脑放疗，可降低 50% 胸部复发风险，提高 2 年总体生存率（13% vs. 3%，$P=0.004$）[13]。对于放射治疗技术，至少应给予患者基于 CT 定位的三维适形放疗（3D-CRT），在满足足够的肿瘤剂量和保证正常组织限量在安全范围内时，推荐使用更为先进的技术，包括（但不限于）4D-CT 和/或 PET/CT 模拟定位、调强适形放疗（IMRT）/容积弧形调强放疗（VMAT）、图像引导放疗（IGRT）和呼吸运动管理策略。胸部放疗的总剂量和分割次数在 30Gy/10 次到 60Gy/30 次范围内，或选择在此范围内的等效方案。

4. PS 3~4 分的广泛期 SCLC 患者

对于因 SCLC 所致的 PS 3~4 分的广泛期 SCLC 患者，应充分综合考虑各种因素，谨慎选择治疗方案，如化疗（单药方案或减量联合方案），治疗后 PS 评分能达到 2 分以上，可给予胸部放疗。如果为非 SCLC 所致 PS 3~4 分的广泛期 SCLC 患者，经对症支持治疗后，如果体力状况得到改善，PS 评分能够达到 2 分以上，可按照 PS 0~2 组患者的治疗策略进行治疗。

5. 有局部症状的广泛期 SCLC 患者

广泛期 SCLC 转移灶姑息放疗常用于肿瘤转移到脑、脊髓、纵隔淋巴结和骨等，导致危及生命或生活质量显著下降的患者。这些部位的放疗常常依据患者临床症状轻重缓急和化疗疗效，给予即期或限期实施。在这些转移部位中，导致脊髓压迫症、重症上腔静脉综合征、有症状脑转移，以及重度疼痛的骨转移，临床应考虑急诊放疗。最常用的放疗方案是30Gy/10f/2周。

(1) 上腔静脉综合征（SVCS）患者：即期放疗的放射野原则上应包括原发灶、整个纵隔区（包含上腔静脉区）及两锁骨上区，但广泛期 SCLC 患者靶区勾画应遵从个体化姑息局部放疗原则，对 PS 评分差（≥3 分）的患者，不推荐常规采用同步放化疗[14]。此外，还需注意给予吸氧、激素、利尿及碱化尿液、镇静、止痛等处理。

(2) 脊髓压迫症与骨转移者：这类患者通常不建议手术减压治疗，而是首先考虑局部放疗以控制和解除压迫症状，缓解疼痛，显著改善生活质量。常用放疗方案是 30Gy/10f/2 周或40Gy/20f/4 周；对于单个椎体转移导致脊髓压迫的患者，PS 评分差不能耐受多次放疗，可以给予大剂量少分次放疗 20Gy/5f~8Gy/1f[15-16]。

6. 广泛期 SCLC 的头部放疗

(1) 广泛期 SCLC 在初始诊断时出现脑转移，如果没有症状，可以先以系统化疗为主，化疗3~4 周期后择期进行头部放疗；如果有明显脑转移症状，则尽快进行头部放疗。头部放疗建议全脑放疗（WBRT），剂量建议 30Gy/10 次。患者预期生存 4 个月以上，可以采用放射外科（SRS）或者立体定向放疗（SRT）局部巩固治疗残留病灶，或者采用全脑放疗的同时局部病灶加量的调强放疗方式（SIB-IMRT）。

(2) 在 PCI 后发生脑转移，放射外科（SRS）或者立体定向放疗（SRT）是首选治疗[17-18]，而经过慎重选择的患者可考虑重复 WBRT[19-20]。

(3) 对于广泛期 SCLC 系统的化疗和胸部放疗后，达到很好疗效（CR/PR）的前提下，

EORTC 研究提示接受 PCI 可以提高生存率和降低后期脑转移发生概率[21]，而近期日本的随机对照研究提示，进行脑核磁检测排除颅内转移的情况下，PCI 虽然能够降低颅内转移发生的概率（48% vs. 69%，$P<0.000\,1$），但是并不能带来生存获益[22]，因此对于广泛期 SCLC 患者的 PCI 要慎重决定。

7. 老年广泛期 SCLC 的治疗

（1）对于老年 SCLC 患者，不能仅根据年龄确定治疗方案，根据机体功能状态指导治疗更有意义。如果老年患者有日常生活自理能力、体力状况良好、器官功能相对较好，应当接受标准联合化疗（如果有指征也可放疗），但因老年患者可能有更高的概率出现骨髓抑制、乏力和器官功能储备较差，所以在治疗过程中应谨慎观察，以避免过高的风险。

（2）治疗方案首先考虑依托泊苷/铂类方案。目前尚无充分证据说明顺铂和卡铂的疗效差异，4 个周期依托泊苷/顺铂的化疗方案对老年患者效果良好[23]，但是考虑到顺铂可能引起严重的肾毒性、消化道反应等不良反应，在心肺功能、肾功能不全而不适合使用顺铂的老年患者中，5~6 周期依托泊苷联合卡铂的化疗放疗方案可能更为合理[24]。

（3）若患者无法耐受标准化疗，可进行单药方案或者减量联合方案。对体弱患者或不愿意接受静脉用药的患者，可考虑口服依托泊苷［200mg/（$m^2 \cdot d$）p.o.d1~5，每 3~4 周重复 1 次］。对于一般情况差的患者，应以支持治疗为主。

（4）免疫检查点抑制剂治疗老年 SCLC 患者的适用性目前仍较为有限，需进一步探索。IMpower 133 研究纳入了 186 例初治的 PS 较好的老年 SCLC 患者（大于或等于 65 岁），结果显示阿替利珠单抗联合 EC 组相比化疗组中位 OS 延长了 4.8 个月（14.4 个月 vs. 9.6 个月；$HR=0.59$）[8]。

8. 免疫检查点抑制剂相关肺炎（checkpoint inhibitor pneumonitis，CIP）

（1） CIP 是由免疫检查点抑制剂引起的临床、影像和病理表现各异的肺损伤，处理不当可能危及患者的生命，需引起临床医生的关注与重视。免疫检查点抑制剂单药治疗实体瘤时 CIP 的发生率<5%，免疫联合治疗（如双免疫联合治疗、免疫联合化疗、免疫联合放疗）可能会增加 CIP 发生的风险[25]。

（2） 在免疫检查点抑制剂联合化疗一线治疗 SCLC 的临床研究中，3~4 级肺炎的发生率为 0.5%~2%[7-8]。在一项广泛期 SCLC 的 I 期研究中，33 例患者接受最多 6 周期的诱导化疗后，给予帕博利珠单抗同步放疗均未出现 CIP[26]，因此目前尚无充分证据表明放疗会增加 SCLC 患者 CIP 的发生率，仍需进一步的探索[27-28]。

（3） CIP 最常见症状包括呼吸困难、咳嗽、发热、胸痛、乏力等，1/3 患者发病时可无症状。常见体征缺乏特异性，可出现呼吸频率增快、口唇发绀、肺部可闻及湿啰音等。在临床实践中，对于接受过放疗和免疫检查点抑制剂治疗的 SCLC 患者，应注意 CIP 和放射性肺炎的鉴别诊断，CIP 影像学表现多为磨玻璃影、斑片状实变影、小叶间隔增厚、网格影、牵拉性支气管扩张、纤维条索影等；放射性肺炎影像学表现多为在放射野出现斑片、实变或纤维条索影[25]。CIP 的治疗可参考 CSCO 免疫检查点抑制剂相关的毒性管理指南。

9. 骨髓抑制的支持治疗

含铂/依托泊苷 ± 免疫检查点抑制剂治疗时，曲拉西利（trilaciclib）或 G-CSF（粒细胞集落刺激因子）可作为预防选择。曲拉西利是一种高效、选择性、可逆的 CDK4/6 抑制剂，可诱导造血干/祖细胞（HSPCs）及淋巴细胞暂时停滞在 G_1 期，减少暴露于化疗后的 DNA 损伤和细胞凋亡，降低化疗药物对骨髓细胞的损伤。在广泛期 SCLC 一线治疗的随机对照临床研究（G1T28-02、G1T28-05）中，患者随机分配接受曲拉西利或安慰剂治疗，结果显示曲拉西利组较安慰剂组可显著改善患者化疗体验，降低疲劳、中性粒细胞减少、贫血和血小板减少的发生率，并减少 G-CSF 的使用和输血[29-30]。另外，曲拉西利组和安慰剂组 OS 和 PFS 相似。2021 年 2 月 FDA 加速批准曲拉西利上市，NCCN 指南中也推荐其作为一种预防选择，以减少化疗诱导的骨髓抑制发生率。中国多家单位共同开展的曲拉西利在接受卡铂联合依托泊苷或拓扑替康治疗的广泛期 SCLC 患者的 Ⅲ 期研究已经完成入组，在 2021 年 12 月，曲拉西利被国家药品监督管理局纳入优先审评审批程序，2022 年 2 月 23 日该研究宣布达到主要研究终点，即在中国 SCLC 患者中证实曲拉西利可以显著缩短第一周期严重中性粒细胞降低持续时间。

参考文献

［1］ HORN L, MANSFIELD AS, SZCZĘSNA A, et al. First-line atezolizumab plus chemotherapy in extensive-stage small-cell lung cancer. N Engl J Med, 2018, 379 (23): 2220-2229.

［2］ PAZ-ARES L, DVORKIN M, CHEN Y, et al. Durvalumab plus platinum-etoposide versus platinum-etoposide in first-line treatment of extensive-stage small-cell lung cancer (CASPIAN): A randomised, controlled, open-label, phase 3 trial. Lancet, 2019, 394 (10212): 1929-1939.

［3］ SPIGEL DR, TOWNLEY PM, WATERHOUSE DM, et al. Randomized phase Ⅱ study of bevaci-zumab in combination with chemotherapy in previously untreated extensive-stage small-cell lung cancer: Results from the SALUTE trial. J Clin Oncol, 2011, 29 (16): 2215-2222.

［4］OKAMOTO H, WATANABE K, NISHIWAKI Y, et al. Phase II study of area under the plasma-concen-tration-versus-time curve-based carboplatin plus standard-dose intravenous etoposide in elderly patients with small cell lung cancer. J Clin Oncol, 1999, 17 (11): 3540-3545.

［5］NODA K, NISHIWAKI Y, KAWAHARA M, et al. Irinotecan plus cisplatin compared with etoposide plus cisplatin for extensive small-cell lung cancer. N Engl J Med, 2002, 346 (2): 85-91.

［6］HANNA N, BUNN PA JR, LANGER C, et al. Randomized phase III trial comparing irinotecan/cisplatin with etoposide/cisplatin in patients with previously untreated extensive-stage disease small-cell lung cancer. J Clin Oncol, 2006, 24 (13): 2038-2043.

［7］SCHMITTEL A, FISCHER VON WEIKERSTHAL L, SEBASTIAN M, et al. A randomized phase II trial of irino-tecan plus carboplatin versus etoposide plus carboplatin treatment in patients with extended disease small-cell lung cancer. Ann Oncol, 2006, 17 (4): 663-667.

［8］CHENG Y, FAN Y, LIU X, et al. Randomized controlled trial of lobaplatin plus etoposide vs. cisplatin plus etoposide as first-line therapy in patients with extensive-stage small cell lung cancer. Oncol Lett, 2019, 17 (5): 4701-4709.

［9］LIU SV, RECK M, MANSFIELD AS, et al. Updated overall survival and PD-L1 subgroup analysis of patients with extensive-stage small-cell lung cancer treated with atezolizumab, carboplatin, and etoposide (IMpower133). Journal of Clinical Oncology, 2021, 39 (6): 619-630.

［10］JEREMIC B, CASAS F, WANG L, et al. Radiochemotherapy in extensive disease small cell lung cancer ED-SCLC. Front Radiat Ther Oncol, 2010, 42: 180-186.

［11］JEREMIC B, SHIBAMOTO Y, NIKOLIC N, et al. Role of radiation therapy in the combined-modality treatment of patients with extensive disease small-cell lung cancer: A randomized study. J Clin Oncol, 1999, 17 (7): 2092-2099.

［12］YEE D, BUTTS C, REIMAN A, et al. Clinical trail of post-chemotherapy consolidation thoracic radiotherapy for extensive-stage small cell lung cancer. Radiother Oncol, 2012, 102 (2): 234-238.

[13] SLOTMAN BJ, VAN TINTEREN H, PRAAG JO, et al. Use of thoracic radiotherapy for extensive stage small-cell lung cancer: A phase 3 randomised controlled trial. Lancet, 2015, 385 (9962): 36-42.

[14] CHAN RH, DAR AR, YU E, et al. Superior vena cava obstruction in small-cell lung cancer. Int J Radiat Oncol Biol Phys, 1997, 38 (3): 513-520.

[15] CHOW E, HOSKIN P, MITERA G, et al. Update of the international consensus on palliative radiotherapy endpoints for future clinical trials in bone metastases. Int J Radiat Oncol Biol Phys, 2012, 82 (5): 1730-1737.

[16] LUTZ S, BERK L, CHANG E, et al. Palliative radiotherapy for bone metastases: An ASTRO evidence-based guideline. Int J Radiat Oncol Biol Phys, 2011, 79 (4): 965-976.

[17] HARRIS S, CHAN MD, LOVATO JF, et al. Gamma knife stereotactic radiosurgery as salvage therapy after failure of whole-brain radiotherapy in patients with small-cell lung cancer. Int J Radiat Oncol Biol Phys, 2012, 83 (1): e53-e59.

[18] WEGNER RE, OLSON AC, KONDZIOLKA D, et al. Stereotactic radiosurgery for patients with brain metastases from small cell lung cancer. Int J Radiat Oncol Biol Phys, 2011, 81 (3): e21-e27.

[19] SADIKOV E, BEZJAK A, YI QL, et al. Value of whole brain re-irradiation for brain metastases single centre experience. Clin Oncol (R Coll Radiol), 2007, 19 (7): 532-538.

[20] SON CH, JIMENEZ R, NIEMIERKO A, et al. Outcomes after whole brain reirradiation in patients with brain metastases. Int J Radiat Oncol Biol Phys, 2012, 82 (2): e167-e172.

[21] SLOTMAN B, FAIVRE-FINN C, KRAMER G, et al. Prophylactic cranial irradiation in extensive small-cell lung cancer. N Engl J Med, 2007, 357 (7): 664-672.

[22] TAKAHASHI T, YAMANAKA T, SETO T, et al. Prophylactic cranial irradiation versus observation in patients with extensive-disease small-cell lung cancer: A multicentre, randomised, open-label, phase 3 trial. Lancet Oncol, 2017, 18 (5): 663-671.

[23] OKAMOTO H, WATANABE K, NISHIWAKI Y, et al. Phase Ⅱ study of area under the plasma-concentration-versus-time curve-based carboplatin plus standard-dose intravenous etoposide in elderly patients with small-cell lung

cancer. J Clin Oncol, 1999, 17 (11): 3540-3545.

［24］ MATSUI K, MASUDA N, YANA T, et al. Carboplatin calculated with Chatelut's formula plus etoposide for elderly patients with small-cell lung cancer. Intern Med, 2001, 40 (7): 603-606.

［25］ 中华医学会呼吸病学分会肺癌学组 . 免疫检查点抑制剂相关肺炎诊治专家共识 . 中华结核和呼吸杂志 , 2019, 42 (11): 820-825.

［26］ WELSH JW, HEYMACH JV, CHEN D, et al. Phase Ⅰ trial of pembrolizumab and radiation therapy after induction chemotherapy for extensive-stage small cell lung cancer. J Thorac Oncol, 2020, 15 (2): 266-273.

［27］ NESBIT EG, LEAL TA, KRUSER TJ. What is the role of radiotherapy for extensive-stage small cell lung cancer in the immunotherapy era？. Transl Lung Cancer Res, 2019, 8 (Suppl 2): S153-S162.

［28］ VERMA V, CUSHMAN TR, SELEK U, et al. Safety of combined immunotherapy and thoracic radiation therapy: Analysis of 3 single-institutional phase Ⅰ / Ⅱ trials. Int J Radiat Oncol Biol Phys, 2018, 101 (5): 1141-1148.

［29］ WEISS JM, CSOSZI T, MAGLAKELIDZE M, et al. Myelopreservation with the CDK4/6 inhibitor trilaciclib in patients with small-cell lung cancer receiving first-line chemotherapy: A phase Ⅰb/randomized phase Ⅱ trial. Ann Oncol, 2019, 30 (10): 1613-1621.

［30］ DANIEL D, KUCHAVA V, BONDARENKO I, et al. Trilaciclib prior to chemotherapy and atezolizumab in patients with newly diagnosed extensive-stage small cell lung cancer: A multicentre, randomised, double-blind, placebo-controlled phase Ⅱ trial. Int J Cancer, 2020, 148 (10): 2557-2570.

［31］ WANG J, ZHOU C, YAO W, et al. Adebrelimab or placebo plus carboplatin and etoposide as first-line treatment for extensive-stage small-cell lung cancer (CAPSTONE-1): A multicentre, randomised, double-blind, placebo-controlled, phase 3 trial. Lancet Oncol, 2022, 23 (6): 739-747.

［32］ CHENG Y, HAN L, WU L, et al. Effect of first-line serplulimab vs placebo added to chemotherapy on survival in patients with extensive-stage small cell lung cancer: The ASTRUM-005 randomized clinical trial. JAMA, 2022, 328 (12): 1223-1232.

[附] 广泛期 SCLC 常用的一线治疗方案

EC+ 阿替利珠单抗方案

（输注顺序：阿替利珠单抗，继之卡铂，之后依托泊苷）

阿替利珠单抗　1 200mg 静脉输注第 1 天（首次输注时间至少持续 60 分钟，如耐受性良好，随后的输注时间至少持续 30 分钟）

卡铂 AUC=5　静脉输注第 1 天

依托泊苷 100mg/m^2 静脉输注第 1~3 天

每 3 周重复，共 4 周期

4 周期后阿替利珠单抗　1 200mg 维持治疗，每 3 周重复，直至疾病进展或毒性不可耐受

EP+ 度伐利尤单抗方案

（输注顺序：度伐利尤单抗，继之顺铂，之后依托泊苷）

度伐利尤单抗 1 500mg　静脉输注第 1 天（输注时间 60 分钟）

顺铂 75~80mg/m^2　静脉输注第 1 天

依托泊苷 80~100mg/m^2　静脉输注第 1~3 天

每 3 周重复，共 4 周期

4 周期后度伐利尤单抗　1 500mg 维持治疗，每 4 周重复，直至疾病进展或毒性不可耐受

EC+ 度伐利尤单抗方案

（输注顺序：度伐利尤单抗，继之卡铂，之后依托泊苷）

度伐利尤单抗 1 500mg 静脉输注第 1 天（输注时间 60 分钟）

卡铂 AUC=5~6　静脉输注第 1 天

依托泊苷 80~100mg/m² 　静脉输注第 1~3 天

每 3 周重复，共 4 周期

4 周期后度伐利尤单抗　1 500mg 维持治疗，每 4 周重复，直至疾病进展或毒性不可耐受

EC+ 斯鲁利单抗方案

（输注顺序：斯鲁利单抗，继之卡铂，之后依托泊苷）

斯鲁利单抗　4.5mg/kg 静脉输注第 1 天（输注时间 30~90 分钟）

卡铂 AUC=5　静脉输注第 1 天

依托泊苷 100mg/m² 静脉输注第 1~3 天

每 3 周重复，共 4 周期

4 周期后斯鲁利单抗　4.5mg/kg 维持治疗，每 3 周重复，直至疾病进展或毒性不可耐受

EC+ 阿得贝利单抗方案

（输注顺序：阿得贝利单抗，继之卡铂，之后依托泊苷）

阿得贝利单抗　20mg/kg 静脉输注第 1 天（输注时间 30~60 分钟，包括冲管不超过 2 小时）

卡铂 AUC=5　静脉输注第 1 天

依托泊苷 100mg/m² 静脉输注第 1~3 天

每 3 周重复，共 4~6 周期

4~6 周期后阿得贝利单抗　20mg/kg 维持治疗，每 3 周重复，直至疾病进展或毒性不可耐受，最多用至 2 年

EP 方案

依托泊苷 100mg/m²　静脉输注第 1~3 天

顺铂 75mg/m²　静脉输注第 1 天

每 3 周重复，共 4~6 周期

EP 方案

依托泊苷 80mg/m²　静脉输注第 1~3 天

顺铂 80mg/m²　静脉输注第 1 天

每 3 周重复，共 4~6 周期

EP 方案

依托泊苷 100mg/m²　静脉输注第 1~3 天

顺铂 25mg/m²　静脉输注第 1~3 天

每 3 周重复，共 4~6 周期

EC 方案
依托泊苷 $100mg/m^2$　静脉输注第 1~3 天
卡铂 AUC=5~6　静脉输注第 1 天
每 3 周重复，共 4~6 周期

EL 方案
依托泊苷 $100mg/m^2$　静脉输注第 1~3 天
洛铂 $30mg/m^2$　静脉输注第 1 天
每 3 周重复，共 4~6 周期

IP 方案
伊立替康 $60mg/m^2$　静脉输注第 1、8、15 天
顺铂 $60mg/m^2$　静脉输注第 1 天
每 4 周重复，共 4~6 周期

IP 方案
伊立替康 $65mg/m^2$　静脉输注第 1、8 天

顺铂 30mg/m^2　静脉输注第 1、8 天

每 3 周重复，共 4~6 周期

IC 方案

伊立替康 50mg/m^2　静脉输注第 1、8、15 天

卡铂 AUC=5　静脉输注第 1 天

每 4 周重复，共 4~6 周期

七、复发 SCLC 的治疗

（一）小细胞肺癌的二线治疗

分层	I 级推荐	II 级推荐	III 级推荐
≤6 个月复发	拓扑替康（1 类）[1-3] 参加临床试验	伊立替康（2A 类）[4] 紫杉醇（2A 类）[5-6] 多西他赛（2A 类）[7] 吉西他滨（2A 类）[8-9] 口服依托泊苷（2A 类）[10-11] 长春瑞滨（2A 类）[12-13] 替莫唑胺（2A 类）[14-15] 曲拉西利或 G-CSF（拓扑替康前预防应用）（2A 类）[24]	苯达莫司汀（2B 类）[16] 芦比替丁（2A 类）
>6 个月复发	选用原方案*		芦比替丁（2A 类）

注：*.不适用于一线应用免疫靶向药物治疗的患者，对于使用阿替利珠单抗或度伐利尤单抗维持治疗 >6 个月后复发的患者，建议再次使用卡铂＋依托泊苷或顺铂＋依托泊苷。

【注释】

1 尽管 SCLC 对于初始治疗非常敏感，但大多数的 SCLC 患者在初始治疗后出现复发及耐药；这些患者在接受进一步的化疗后中位 OS 只有 4~5 个月[17-18]。尽管治疗的有效率很大程度上取决于初始治疗结束至复发的时间间隔，但多数患者二线治疗也能显著缓解症状。

2 距离一线治疗结束 ≤ 6 个月内复发或进展者，推荐二线治疗选择拓扑替康、伊立替康、吉西他滨、紫杉醇或长春瑞滨等药物治疗，同时也推荐进入临床试验。拓扑替康有静脉和口服两种给药方式，一项 III 期研究证实口服拓扑替康的疗效及耐受性与静脉给药相似，ORR 分别为 18.3% 和 21.9%，OS 分别为 33 周和 35 周，口服用药更方便[3]。粒细胞减少是拓扑替康主要的剂量限制性毒性，有研究证实拓扑替康 $1.25mg/m^2$ 与 $1.5mg/m^2$ 静脉给药的疗效相当，且 3~4 级血液学毒性明显降低[19]。在中国，静脉给药拓扑替康获批的用药剂量为 $1.25mg/m^2$，连续 5 天，每 21 天为一周期，并在多个 II 期研究中证实了在中国人群中的疗效和安全性[20-21]。

3 距离一线治疗结束 > 6 个月复发或进展者，可选择初始治疗方案。但对于既往阿替利珠单抗或度伐利尤单抗维持治疗 > 6 个月后复发的患者，不推荐重新使用 PD-L1 抑制剂 + 化疗的联合方案，建议可使用卡铂 + 依托泊苷或顺铂 + 依托泊苷方案。

4 后续治疗最佳的周期数仍无定论，由于细胞毒药物的毒性，建议在患者接受化疗取得最佳疗效后再用药 2 个周期。

5 复发 SCLC 二线治疗新探索：PASSION 研究[22]是一项卡瑞利珠单抗联合阿帕替尼二线治疗广泛期 SCLC 的多中心、两阶段 II 期研究，研究共纳入 59 例患者，ORR 达到 34.0%，中位的 PFS 和 OS 分别为 3.6 个月和 8.4 个月，敏感复发和耐药复发患者均可获益，同时联合治疗的毒性可以接受。另外，索凡替尼联合特瑞普利单抗二线治疗晚期 SCLC 的 II 期研究中纳入 20 例患者，19 例可评估，ORR 为 10.5%，PFS 为 2.96 个月，OS 为 10.94 个月[25]。这些研究为进一步探索免疫联合抗血管治疗复发 SCLC 提供了依据。SCLC 二线治疗又一重要探索是，在 II 期研究中纳入 105 例患者，ORR 为 35.2%，PFS 3.5 个月，OS 9.3 个月，20 例无化疗间歇（CTFI）≥ 180 天的患者，芦比替丁单药治疗的 ORR 为 60%，OS 达到 16.2 个月，对于适合铂类再治疗的 SCLC 患者，芦比替丁略优于既往铂类再治疗的疗效[23]。然而在芦比替丁联合化疗吡柔比星与 CAV 或者拓扑替康作为对照二线治疗 SCLC 的 3 期 ATLANTIS 研究并没有达到主要研究终点，新的确证性研究正在进行。芦比替丁在中国也进行了一项桥接研究[26]。研究确定的芦比替丁 II 期推荐剂量为 3.2mg/m²，与国际研究一致。在这项研究的剂量扩展部分纳入了 22 例一线含铂化疗失败的 SCLC，独立影像评估委员会评估的 ORR 为 45.5%，PFS 为 5.6 个月，OS 达到 11.0 个月，与芦比替丁国际 II 期篮式研究 SCLC 队列的疗效结果具有可比性，同时芦比替丁在中国人群中的安全性、耐受性总体可接受。针对肿瘤细胞的 DLL3 抗体和 T 细胞的 CD3 的双特异性 T 细胞连接器 Tarlatamab 治疗复发 SCLC 的 1 期研究中纳入 107 例患者，确认的 ORR 为 23.4%。中位缓解持续时间为 12.3 个月，经过中位 8.7 个月的随访，PFS 为 3.7 个月，OS 为 13.2 个月，3 级以上治疗相关的 AEs 的发生率为 30%[27]。Tarlatamab 在复发 SCLC 的具有良好的抗肿瘤活性和良好的安全性。靶向 B7-H3（CD276）的抗体偶联药物 DS-7300 在 1 期研究中纳入了 20 例 SCLC 患者，确认的 ORR 为 53%，中位随访 4.9 个月，DOR 为 5.5 个月，DS-7300 具有良好的耐受性，在复发 SCLC 也看到早期的抗肿瘤活性。Tarlatamab 和 DS-7300 是复发 SCLC 充满前景的治疗药物。

6. 骨髓抑制的支持治疗

广泛期 SCLC 患者接受拓扑替康治疗时，曲拉西利或 G-CSF 可作为预防选择。在 G1T28-03 研究中，接受拓扑替康治疗的广泛期 SCLC 患者随机分配接受曲拉西利或安慰剂治疗，结果显示曲拉西利组较安慰剂组可显著降低第 1 周期严重中性粒细胞减少持续时间（2 天 vs. 7 天；$P < 0.000\,1$）和严重中性粒细胞减少（40.6% vs. 75.95；$P=0.016$）。曲拉西利组和安慰剂组 ORR、DOR、PFS 和 OS 均相似[24]。

参考文献

[1] VON PAWEL J, SCHILLER JH, SHEPHERD FA, et al. Topotecan versus cyclophospha-mide, doxorubicin, and vin-cristine for the treatment of recurrent small-cell lung cancer. J Clin Oncol, 1999, 17 (2): 658-667.

[2] O'BRIEN ME, CIULEANU TE, TSEKOV H, et al. Phase III trial comparing supportive care alone with supportive care with oral topotecan in patients with relapsed small-cell lung cancer. J Clin Oncol, 2006, 24 (34): 5441-5447.

[3] ECKARDT JR, VON PAWEL J, PUJOL J L, et al. Phase III study of oral compared with intravenous topotecan as second-line therapy in small-cell lung cancer. J Clin Oncol, 2007, 25 (15): 2086-2092.

[4] MASUDA N, FUKUOKA M, KUSUNOKI Y, et al. CPT-11: A new derivative of camptothecin for the treatment of refractory or relapsed small-cell lung cancer. J Clin Oncol, 1992, 10 (8): 1225-1229.

[5] SMIT EF, FOKKEMA E, BIESMA B, et al. A phase II study of paclitaxel in heavily pretreated patients with small-cell lung cancer. Br J Cancer, 1998, 77 (2): 347-351.

[6] YAMAMOTO N, TSURUTANI J, YOSHIMURA N, et al. Phase II study of weekly paclitaxel for relapsed and refrac-

复发 SCLC 的治疗

tory small cell lung cancer. Anticancer Res, 2006, 26 (1B): 777-781.

[7] SMYTH JF, SMITH IE, SESSA C, et al. Activity of docetaxel (Taxotere) in small cell lung cancer. The Early Clinical Trials Group of the EORTC. Eur J Cancer, 1994, 30A (8): 1058-1060.

[8] VAN DER LEE I, SMIT E F, VAN PUTTEN J W, et al. Single-agent gemcitabine in patients with resistant small-cell lung cancer. Ann Oncol, 2001, 12 (4): 557-561.

[9] MASTERS GA, DECLERCK L, BLANKE C, et al. Phase Ⅱ trial of gemcitabine in refractory or relapsed small cell lung cancer: Eastern Cooperative Oncology Group Trial 1597. J Clin Oncol, 2003, 21 (8): 1550-1555.

[10] EINHORN LH, PENNINGTON K, MCCLEAN J. Phase Ⅱ trial of daily oral VP-16 in refractory small cell lung cancer: A Hoosier Oncology Group study. Semin Oncol, 1990, 17 (1 Suppl 2): 32-35.

[11] JOHNSON DH, GRECO FA, STRUPP J, et al. Prolonged administration of oral etoposide in patients with relapsed or refractory small-cell lung cancer: A phase Ⅱ trial. J Clin Oncol, 1990, 8 (10): 1613-1617.

[12] JASSEM J, KARNICKA-MLODKOWSKA H, VAN POTTELSBERGHE C, et al. Phase Ⅱ study of vinorel-bine (Navelbine) in previously treated small cell lung cancer patients: EORTC Lung Cancer Cooperative Group. Eur J Cancer, 1993, 29A (12): 1720-1722.

[13] FURUSE K, KUBOTA K, KAWAHARA M, et al. Phase Ⅱ study of vinorelbine in heavily previously treated small cell lung cancer: Japan Lung Cancer Vinorelbine Study Group. Oncology, 1996, 53 (2): 169-172.

[14] PIETANZA MC, KADOTA K, HUBERMAN K, et al. Phase Ⅱ trial of temozolomide in patients with relapsed sen-sitive or refractory small cell lung cancer, with assessment of methylguanine-DNA methyltransferase as a potential biomarker. Clin Cancer Res, 2012, 18 (4): 1138-1145.

[15] ZAUDERER MG, DRILON A, KADOTA K, et al. Trial of a 5-day dosing regimen of temozolomide in patients with relapsed small cell lung cancers with assessment of methylguanine-DNA methyltransferase. Lung Cancer, 2014, 86 (2): 237-240.

[16] LAMMERS P E, SHYR Y, LI C I, et al. Phase Ⅱ study of bendamustine in relapsed chemotherapy sensitive or resis-

tant small-cell lung cancer. J Thorac Oncol, 2014, 9 (4): 559-562.

[17] HURWITZ J L, MCCOY F, SCULLIN P, et al. New advances in the second-line treatment of small cell lung cancer. Oncologist, 2009, 14 (10): 986-994.

[18] SCHNEIDER B J. Management of recurrent small cell lung cancer. J Natl Compr Canc Netw, 2008, 6 (3): 323-331.

[19] HUBER R M, RECK M, GOSSE H, et al. Efficacy of a toxicity-adjusted topotecan therapy in recurrent small cell lung cancer. Eur Respir J, 2006, 27 (6): 1183-1189.

[20] 张力, 夏忠军, 管忠震, 等. 拓扑替康治疗小细胞肺癌 II 期临床研究. 癌症, 2001, 20 (4): 419-422.

[21] 程文元, 王华庆. 国产盐酸拓扑替康治疗小细胞肺癌 II 期临床研究. 中国肿瘤, 2001, 10 (8): 495-496.

[22] FAN Y, ZHAO J, WANG Q, et al. Camrelizumab Plus Apatinib in Extensive-Stage SCLC (PASSION): A multicenter, two-stage, phase 2 Trial. J Thorac Oncol, 2021, 16 (2): 299-309.

[23] TRIGO J, SUBBIAH V, BESSE B, et al. Lurbinectedin as second-line treatment for patients with small-cell lung cancer: A single-arm, open-label, phase 2 basket trial. Lancet Oncol, 2020, 21 (5): 645-654.

[24] HART L L, FERRAROTTO R, ANDRIC ZG, et al. Myelopreservation with trilaciclib in patients receiving topotecan for small cell lung cancer: Results from a randomized, double-blind, placebo-controlled phase II study. Adv Ther, 2021, 38 (1): 350-365.

[25] CHENG Y, SHEN L, YU XJ, et al. Surufatinib plus toripalimab in patients with advanced small cell lung cancer (SCLC) after failure of 1L systemic chemotherapy. Ann Oncol, 2021, 32(suppl-7): S1428-S1457.

[26] CHENG Y, WU CJ, CHEN LL, et al. Efficacy and safety of lurbinectedin as second-line therapy in Chinese patients with small cell lung cancer: Preliminary results of a phase 1 study. J Clin Oncol, 2022,40(16_suppl): 8580.

[27] PAZ-ARES L, CHAMPIAT S, LAI WV, et al. Tarlatamab, a first-in-class DLL3-targeted bispecific T cell engager, in recurrent small-cell lung cancer: An open-label, phase 1 study. J Clin Oncol, 2023, 23: 101200JCO2202823.

（二）小细胞肺癌的三线及以上治疗

分层	I 级推荐	II 级推荐	III 级推荐
PS 0~2	安罗替尼（2A 类）[1]	参加临床试验 纳武利尤单抗（2A 类）[2] 帕博利珠单抗（2A 类）[3]	

【注释】

1 二线治疗失败的 SCLC 患者，如果 PS 评分为 0~2 分，可以考虑后续的三线及以上治疗。

2 安罗替尼

安罗替尼是我国自主研发的一种新型小分子多靶点酪氨酸激酶抑制剂，能有效抑制 VEGFR、PDGFR、FGFR、c-Kit 等激酶，具有抗肿瘤血管生成和抑制肿瘤生长的作用。我国研究者开展的安罗替尼对比安慰剂三线及以上治疗 SCLC 的 II 期研究（ALTER1202）结果显示，安罗替尼将 SCLC 患者的 PFS 延长了 3.4 个月（4.1 个月 vs. 0.7 个月），疾病进展风险降低了 81%。OS 亦有显著获益，安罗替尼组为 7.3 个月，安慰剂组为 4.9 个月，*HR*=0.53[1]。亚组分析中，脑转移患者的 PFS 延长了 3 个月（3.8 个月 vs. 0.8 个月，*HR*=0.15），OS 延长了 3.7 个月（6.3 个月 vs. 2.6 个月，*HR*=0.23）[4]。安罗替尼的安全性易于管理，并且具有口服用药的便利优势，更容易被患者接受。2019 年 9 月 NMPA 批准了安罗替尼三线及以上治疗 SCLC 的适应证，因此本指南推荐安罗替尼作为 SCLC 三线及以上治疗的 I 级推荐。安罗替尼联合 PD-L1 抑制剂 TQB2450 治疗实体瘤的 IB 期研究中也观察到了初步疗效，在纳入 6 例多线治疗的 SCLC 中有 4 例获得了 PR[5]。

3　纳武利尤单抗

　　I / II 期 CheckMate-032 研究证实复治 SCLC 患者接受纳武利尤单抗 3mg/kg 单药治疗的 ORR 为 10%，接受纳武利尤单抗 1mg/kg+ 伊匹木单抗 3mg/kg 治疗患者的 ORR 为 23%，接受纳武利尤单抗 3mg/kg+ 伊匹木单抗 1mg/kg 治疗患者的 ORR 为 19%[6]。在 TMB 人群的探索性分析中，纳武利尤单抗 + 伊匹木单抗治疗高 TMB 患者的有效率可达 46.2%，1 年 PFS 率为 30.0%，显著优于低、中 TMB 亚组[7]；在该研究纳武利尤单抗单药三线治疗的亚组分析中，ORR 为 11.9%，中位缓解持续时间（DoR）为 17.9 个月，中位 PFS 为 1.4 个月（95% CI 1.3~1.6 个月），6 个月 PFS 17.2%（95% CI 10.7%~25.1%），中位 OS 为 5.6 个月（95% CI 3.1~6.8 个月），12 个月 OS 为 28.3%（95% CI 20.0%~37.2%），18 个月 OS 为 20.0%（95% CI 12.7%~28.6%）[2]，基于此结果，FDA 批准纳武利尤单抗单药用于治疗既往接受过含铂方案化疗以及至少一种其他疗法后疾病进展的转移性 SCLC 患者。由于纳武利尤单抗在中国未获批 SCLC 适应证，故本指南 II 级推荐其作为复发 SCLC 的三线及以上治疗。但是纳武利尤单抗在 SCLC 二线治疗的 III 期研究 CheckMate-331 和一线治疗后维持治疗的 III 期研究 CheckMate-451 研究均以失败告终，2020 年 12 月 30 日纳武利尤单抗在美国获批的 SCLC 的适应证被撤回。

4　帕博利珠单抗

　　KEYNOTE028/158 研究汇总分析结果显示，帕博利珠单抗三线及以上治疗 SCLC 的 ORR 为 19.3%（95% CI 11.4%~29.4%）。DoR 未达到（4.1~35.8 个月），超过 12 个月的 DOR 率为 67.7%，

超过 18 个月 DOR 率为 60.9%。PFS 为 2.0 个月（95% *CI* 1.9~3.4 个月），12 个月和 24 个月的 PFS 率分别为 16.9% 和 13.1%。中位 OS 为 7.7 个月（95% *CI* 5.2~10.1 个月），12 个月和 24 个月 OS 率分别为 34.2% 和 20.7%[3]。基于此结果，美国 FDA 批准帕博利珠单抗单药用于治疗既往接受过含铂方案化疗及至少一种其他疗法后疾病进展的转移性 SCLC 患者。由于帕博利珠单抗在中国未获批 SCLC 适应证，故本指南将其作为 II 级推荐用于复发 SCLC 的三线及以上治疗。但由于 III 期验证性研究 KEYNOTE604 只达到了联合主要研究终点之一 PFS，而没有达到另一主要终点 OS，2021 年 3 月帕博利珠单抗在 SCLC 的适应证撤回。

参考文献

［1］CHENG Y, WANG Q, LI K, et al. Anlotinib vs placebo as third-or further-line treatment for patients with small cell lung cancer: A randomised, double-blind, placebo-controlled Phase 2 study. Br J Cancer, 2021, 125 (3): 366-371.

［2］READY N, FARAGO AF, Braud F, et al. Third-line nivolumab monotherapy in recurrent SCLC: CheckMate 032. J Thorac Oncol, 2019, 14 (2): 237-244.

［3］CHUNG HC, PIHA-PAUL SA, LOPEZ-MARTIN J, et al. Pembrolizumab after two or more lines of previous therapy in patients with recurrent or metastatic SCLC: Results from the KEYNOTE-028 and KEYNOTE-158 studies. J Thorac Oncol, 2020, 15 (4): 618-627.

［4］CHENG Y, WANG Q, LI K, et al. The impact of anlotinib for relapsed SCLC patients with brain metastases: A subgroup analysis of ALTER 1202. J Thorac Oncol, 2019, 14 (10): S823-S824.

［5］CHENG Y, CUI H, WU C, et al. 532MO A phase Ib study of TQB2450 in combination with anlotinib in patients with advanced solid tumour. Ann Oncol, 2020, 31(Suppl4): S467.

[6] ANTONIA SJ, LOPEZ-MARTIN J A, Bendell J, et al. Nivolumab alone and nivolumab plus ipili-mumab in recurrent small-cell lung cancer (CheckMate 032): A multicentre, open-label, phase 1/2 trial. Lancet Oncol, 2016, 17 (7): 883-895.

[7] MATTHEW DH, MARGARET KC, MARK MA, et al. Tumor mutational burden and efficacy of nivolumab mono-therapy and in combination with ipilimumab in small-cell lung cancer. Cancer Cell, 2019, 35 (2): 329-340.

复发 SCLC 的治疗

[附] 复发 SCLC 常用的治疗方案

拓扑替康：$1.25mg/m^2$ 静脉输注，第 1~5 天，每 3 周重复

或

$2.3mg/m^2$ 口服给药，每日 1 次，第 1~5 天，每 3 周重复

安罗替尼：12mg 口服给药，每日 1 次，第 1~14 天，每 3 周重复

纳武利尤单抗：240mg 静脉输注（输注时间超过 30 分钟），第 1 天，每 2 周重复，直至疾病进展或毒性不可耐受

帕博利珠单抗：200mg 静脉输注（输注时间超过 30 分钟），第 1 天，每 3 周重复，直至疾病进展、毒性不可耐受或 24 个月

芦比替丁：$3.2mg/m^2$ 静脉注射，每日 1 次，第 1 天，每 3 周重复

八、放疗并发症的处理

（一）放射性肺损伤

RTOG 分级[1]	描述	I 级推荐	II 级推荐	III 级推荐
0 级	无异常	嘱患者注意个人起居卫生，勿感冒		
1 级	轻度干咳或活动时呼吸困难	观察，嘱患者注意个人起居卫生，勿感冒		
2 级	持续咳嗽需要麻醉性镇咳药/轻度活动时呼吸困难，但无静息时呼吸困难	无发热，密切观察（可考虑对症治疗＋抗生素）；有发热，CT 上有急性渗出性改变者或有中性粒细胞比例升高者，对症治疗＋抗生素（可考虑糖皮质激素）	酌情痰检排除病原体感染，定期进行自我症状监测，复查血氧饱和度和复诊，跟踪症状变化、胸部体检、重复血氧饱和度及胸部 CT	

放射性肺损伤（续）

RTOG 分级[1]	描述	Ⅰ级推荐	Ⅱ级推荐	Ⅲ级推荐
3级	剧烈咳嗽，麻醉性镇咳药无效或静息时呼吸困难/临床或影像学有急性肺炎证据/需间断性吸氧，有时需激素治疗	糖皮质激素+抗生素+对症治疗，必要时吸氧	按需进行血培养、痰培养等病原学检查；监测主诉变化和体格检查、血氧饱和度（静止和活动状态下）；及时复查胸部CT、血液检查、肺功能	行支气管镜或支气管镜肺泡灌洗
4级	严重呼吸功能不全或需持续吸氧或者辅助通气	糖皮质激素+抗生素+对症治疗+机械通气支持	按需进行血培养、痰培养等病原学检查；监测血氧饱和度及胸部CT	行支气管镜或支气管镜肺泡灌洗

【注释】

1. 糖皮质激素的用法

（1）静脉给药指征（符合以下任意一条）：症状急性加重，静息下明显呼吸困难，缺氧，高热，CT显示渗出改变明显，4级。

（2）口服给药指征（符合以下任意一条）：3级症状稳定后，3级无明显缺氧，2级伴有发热。

（3）糖皮质激素的种类：口服泼尼松、地塞米松及静脉地塞米松、甲泼尼龙。

（4）糖皮质激素的剂量：1级放射性肺损伤患者通常不需要治疗，以定期监测观察为主。症状明显的2级放射性肺损伤患者推荐口服泼尼松，剂量为0.5~1.0mg/（kg·d）。服用2~4周后，若症状及胸部影像学表现明显好转，病情症状稳定1周以上，可在4~12周内按照每周或每2周5~10mg逐步减量。应根据患者的具体情况决定泼尼松初始剂量和减量速度，突然停药会导致症状再次出现，如减量过程中出现病情反复，除外其他因素后，需重新调整激素用量及减量方案，可恢复至最小有效剂量或略高剂量，并适当放慢减量速度。≥3级放射性肺损伤患者首先推荐地塞米松或甲泼尼龙静脉注射［按甲泼尼龙1~4mg/（kg·d）的等效剂量计算或40~80mg/d］，在咳嗽、呼吸困难等症状好转并稳定后（通常用药1~2周后），激素逐渐减量。大剂量激素治疗期间应预防性使用质子泵抑制剂以减少胃黏膜的损伤，长期使用糖皮质激素应补充钙剂及维生素D以降低骨质疏松风险。根据患者的基础疾病、合并症、放射性肺损伤严重程度及激素耐受情况进行个体化治疗，以降低产生潜在并发症的风险[2]。

2. 抗生素的选择

（1）适应证：3级、4级，症状严重的部分2级。

（2）种类选择：如有感染依据，建议尽早经验性抗感染治疗，并根据痰培养及药敏等结果及时调整抗菌药物的使用，尤其需警惕肺孢子菌及其他肺部真菌感染的发生。

3. 对症支持治疗

止咳、化痰、平喘治疗。另外，可考虑辅助抗纤维化治疗及中医药治疗，保持充足能量供给并补充多种维生素。

4. 放射性和免疫性肺损伤共存

对于（序贯或同期）合并使用免疫检查点抑制剂的患者，特别是免疫相关细胞因子明显变化的患者，在诊断放射性肺损伤的情况下，需注意同时合并免疫相关肺损伤的可能性。这种复合性肺损伤的个案或回顾性报道自 2018 年以来逐步增多，部分患者糖皮质激素减量时症状反复，可能需使用其他免疫检查点抑制剂。

（二）放射性食管炎

RTOG 分级	描述	I 级推荐	II 级推荐	III 级推荐
0 级	无症状			
1 级	轻度吞咽困难或吞咽疼痛，需用表面麻醉药、非麻醉药镇痛或进半流质饮食	改变饮食，可以使用氢氧化铝、氢氧化镁及含铝制剂的混悬液		
2 级	中度吞咽困难或吞咽疼痛，需麻醉药镇痛或进流质饮食	应用以利多卡因、制霉菌素、糖皮质激素及庆大霉素为基础的混合液；质子泵抑制剂可以减轻胸骨后烧灼感；钙离子拮抗剂可以缓解痉挛；发现细菌及真菌念珠菌感染，口服制霉菌素和氟康唑治疗；4 级考虑经皮胃造瘘置管营养或肠外营养	酌情进行食管造影等检查	
3 级	重度吞咽困难或吞咽疼痛，伴脱水或体重下降大于15%，需鼻胃饲或静脉输液补充营养		酌情进行食管造影等检查	
4 级	完全梗阻，溃疡、穿孔或瘘道形成		请消化内科等科室会诊，考虑食管支架介入治疗	

（三）放射性心脏损伤

RTOG 分级	描述	I 级推荐	II 级推荐	III 级推荐
0 级	无症状	治疗前推荐检查 ECG 和检测 BNP、心梗标志物（肌酸激酶和肌钙蛋白）；轻度异常者治疗期间密切随访		
1 级	无症状但有客观心电图变化证据；或心包异常，无其他心脏病证据	治疗前推荐检查 ECG 和检测 BNP、心梗标志物（肌酸激酶和肌钙蛋白）；轻度异常者治疗期间密切随访，必要时心内科会诊		
2 级	有症状，伴心电图改变和影像学上充血性心力衰竭的表现，或心包疾病，无须特殊治疗	暂停放疗，请心内科积极处置基础疾病（心衰、房颤等）；主动控制心脏疾病相关因素（包括高血压、高血脂、吸烟和糖尿病等）		

放疗并发症的处理

RTOG 分级	描述	I 级推荐	II 级推荐	III 级推荐
3 级	充血性心力衰竭，心绞痛，心包疾病，对治疗有效	立即停止放疗，请心内科会诊；完善 ECG 检查、心肌损伤标志物（肌酸激酶和肌钙蛋白）、炎性标志物（CRP、WBC 等）；心脏彩超或 MRI 检查；心电监护；对症吸氧、营养心肌、强心、小剂量激素、利尿、止痛、心包穿刺等		
4 级	充血性心力衰竭，心绞痛，心包疾病，心律失常，对非手术治疗无效			

【注释】

　　随着放疗技术的进步，放射性心脏损伤发生率显著降低。放射性心脏损伤（放射性心包炎、放射性心肌病、放射性冠心病、放射性瓣膜损伤、放射性传导系统损伤）多是晚期损伤，心包渗液常在放疗后 6~12 个月出现，冠状动脉疾病在放疗后 10~15 年出现，患者合并肥胖、吸烟、高血压时，冠状动脉疾病发病可能增加或提前。目前还没有已被证实的医学方法可以预防放疗相关心血管毒性，放疗相关心血管毒性可加重先前存在的冠状动脉疾病，建议严格控制心血管疾病危险因素。若肿瘤患者在治疗中出现的急性心血管并发症，建议联合多学科会诊讨论。对于在肿瘤治疗期间和之后新发肿瘤治疗相关心血管毒性的患者，建议转诊至专业的肿瘤心脏病学科室[3]。

（四）放射性皮肤损伤

RTOG 分级[4]	描述	I 级推荐	II 级推荐	III 级推荐
0 级	皮肤无变化	做好宣传教育：穿宽松衣服，保持多汗处干燥		
1 级	滤泡样暗色红斑或脱发，干性脱皮，出汗减少	做好宣传教育：穿宽松衣服，保持多汗处干燥 无溃疡者：可考虑乳膏类外用，如喜疗妥、硫糖铝软膏、比亚芬乳膏，涂抹照射野局部。一天 2~3 次（放疗前 2 小时和放疗后半小时禁用），每次用温水毛巾轻轻蘸洗局部，然后涂上药膏，轻轻按摩以利于皮肤吸收 皮肤破溃者：暂停放疗，可持续呋喃西林液湿敷，再予重组人表皮生长因子衍生物（金因肽）每 4~6 小时喷涂创面 1 次。注意伤口消毒及换药		
2 级	触痛性或鲜色红斑，片状湿性脱皮或中度水肿			
3 级	皮肤皱褶以外部位的融合性湿性脱皮，凹陷性水肿			
4 级	溃疡，出血及坏死			

【注释】

运用现代精准放疗技术，如调强或三维适形放疗，按标准剂量和分割方案治疗，放射性皮肤损伤发生率显著降低，极少患者会治疗过程中发生 2 级及以上放疗相关皮肤反应[5]。

（五） 放射性口咽黏膜炎

RTOG 分级	描述	I 级推荐	II 级推荐	III 级推荐
0 级	无症状	嘱注意口腔卫生	应用苄达明漱口水预防放射性口腔黏膜炎[6-7]	
1 级	充血/可有轻度疼痛，无须止痛药	保持口腔清洁；表皮生长因子（如金因肽）[8]可促黏膜修复；合并感染时可考虑使用抗菌药物；必要时使用止痛药物；注意营养支持治疗		
2 级	片状黏膜炎，或有炎性血清血液分泌物，或有中度疼痛，需止痛药			
3 级	融合的纤维性黏膜炎/可伴重度疼痛，需麻醉药			
4 级	溃疡、出血、坏死			

参考文献

［1］王绿化, 傅小龙, 陈明, 等. 放射性肺损伤的诊断及治疗. 中华放射肿瘤学杂志, 2015, 24 (1): 4-9.

［2］许亚萍, 刘辉, 赵兰, 等. 放射相关性肺炎中国专家诊治共识. 中华肿瘤防治杂志, 2022, 29 (14): 1015-1022.

［3］LYON AR, LÓPEZ-FERNÁNDEZ T, COUCH L S, et al. 2022 ESC Guidelines on cardio-oncology developed in collaboration with the European Hematology Association (EHA), the European Society for Therapeutic Radiology and Oncology (ESTRO) and the International Cardio-Oncology Society (IC-OS): Developed by the task force on cardio-oncology of the European Society of Cardiology (ESC). European Heart Journal, 2022, 43 (41): 4229-4361.

［4］于金明, 井旺, 朱慧, 等. 急性放射性黏膜炎治疗现状. 中华放射医学与防护杂志, 2015, 35 (3): 233-236.

［5］中华医学会医学美容与美学分会皮肤美容学组. 放射性皮炎诊疗专家共识. 中华医学美学美容杂志, 2021, 27 (5): 353-357.

［6］LALLA RV, BOWEN J, BARASCH A, et al. MASCC/ISOO clinical practice guidelines for the management of mucositis secondary to cancer therapy. Cancer, 2014, 120 (10): 1453-1461.

［7］MOVSAS B, SCOTT C, LANGER C, et al. Randomized trial of amifostine in locally advanced non-small-cell lung cancer patients receiving chemotherapy and hyperfractionated radiation: radiation therapy oncology group trial 98-01. J Clin Oncol, 2005, 23 (10): 2145-2154.

［8］RYU SH, KANG KM, MOON SY, et al. Therapeutic effects of recombinant human epidermal growth factor (rhEGF) in a murine model of concurrent chemo-and radiotherapy-induced oral mucositis. J Radiat Res, 2010, 51 (5): 595-601.

放疗并发症的处理

九、复合型 SCLC 的治疗

复合型 SCLC 的治疗

	分期	I级推荐	II级推荐	III级推荐
复合型 SCLC [a]	局限期 广泛期	治疗方案参照纯 SCLC [b]		1. 治疗后病灶缩小者，建议进行多学科团队讨论，临床判断可完全切除者，可考虑手术治疗（3类） 2. 合并非鳞非小细胞肺癌成分的 C-SCLC，建议进行基因检测，伴有驱动基因突变者，可考虑联合靶向治疗[1-3]；合并鳞癌成分的 C-SCLC 可考虑联合免疫治疗（3类） 3. 治疗耐药后鼓励重复活检（3类） 4. 鼓励参加临床试验

注：a. 复合型 SCLC（combined small-cell lung cancer，C-SCLC），即 SCLC 中混合其他不同病理类型，如 NSCLC、变异体或至少含有 10% 的大细胞癌成分[4]。

b. 纯 SCLC（pure small cell lung cancer，P-SCLC），即不混合有 NSCLC 成分的 SCLC。

【注释】

复合型小细胞肺癌（C-SCLC）占所有 SCLC 的 5%~20%，作为 SCLC 的一种特殊类型，其起源和生物学特征仍不清楚，最常见的混合病理类型是大细胞癌、鳞状细胞癌和腺癌，其预后较 P-SCLC 更差[5-8]。C-SCLC 的治疗至今尚缺乏大样本前瞻性随机对照临床研究数据，绝大多数为小样本回顾性分析和个案报道。因此目前各大指南仍将 C-SCLC 归为 SCLC 范畴，缺乏更为个体化和具体的治疗策略。

1. 手术治疗

如系统分期检查后无纵隔淋巴结转移的 $T_{1-2}N_0$ 局限期患者可考虑手术切除，手术方式首选肺叶切除术 + 肺门、纵隔淋巴结清扫术。一项小样本回顾性分析显示，Ⅰ期 C-SCLC 患者术后 5 年生存率为 31%。另一项回顾性分析显示 LD 期 C-SCLC 患者接受手术切除者的 5 年生存率显著高于未手术者（48.9% vs. 36.6%）。手术不仅有助于 C-SCLC 的诊断，并且与纯小细胞肺癌（P-SCLC）相比 C-SCLC 接受手术切除的获益更显著[9]。术后进行依托泊苷 + 顺铂（EP）或依托泊苷 + 卡铂（EC）方案辅助化疗能够提高 C-SCLC 患者的预后。对于术后 N_{1-2} 的患者推荐进行术后辅助放疗，预防性脑放疗作为可选策略。

2. 化疗和放疗

对于超过 $T_{1-2}N_0$ 且 PS 评分 0~2 分的局限期患者，基本治疗策略为化疗联合放疗（同步或序贯），化疗方案可选择 EP 或 EC 方案。疗效达到 CR 或 PR 者可考虑行预防性 PCI[10]。PS 评分为 3~4 分的局限期患者基本策略为化疗或最佳支持治疗，放疗和 PCI 作为可选策略。广泛期患者的基本治疗策略为 EP/EC 或伊立替康联合顺铂 / 卡铂（IP/IC）的化疗方案。对于达到 CR 或 PR 的患者可行胸部放疗和预防性 PCI[11-14]。

C-SCLC 化疗敏感性较 P-SCLC 低，有效率在 50% 左右，可能与混杂了 NSCLC 细胞成分有关[15]。然而，C-SCLC 的优选化疗方案尚未明确，需要将 SCLC 和 NSCLC 均纳入考虑的个体化治疗方案。一项回顾性研究比较了长春瑞滨 + 异环磷酰胺 + 顺铂（NIP）三药联合方案与 EP 方案在 167 例Ⅲ~Ⅳ期 C-SCLC 一线治疗中的疗效，结果显示 NIP 组和 EP 组的 ORR 分别为 30.0% 和 38.5%，中位 PFS 分别为 6.0 个月和 6.5 个月，MST 分别为 10.4 个月和 10.8 个月，均无统计学差异；并且 NIP 组不良反应发生率和程度更高。另一项回顾性研究在 62 例 C-SCLC 中比较了紫杉醇+依托泊苷+顺铂/卡铂（TEP/TCE）三药联合方案与 EP/EC 方案一线治疗的疗效，TEP/TCE 组的 ORR 高于 EP/CE 组，具有统计学差异（90% vs. 53%，P=0.033），而 DCR 无统计学差异（100% vs. 86%，P = 0.212）；TEP/TCE 组在中位 PFS 和 MST 方面均略有延长，但未达到统计学差异（10.5 个月 vs. 8.9 个月，P = 0.484；24.0 个月 vs. 17.5 个月，P = 0.457）。三药联合组不良反应发生率和程度更高。以上研究表明，三药联合方案的疗效并未优于两药方案且耐受性更差，仍不能取代 EP/EC 标准方案。

目前评估放疗在 C-SCLC 中作用的研究尚未见报道。但多数观点认为，C-SCLC 对于放疗的敏感性可能同样低于纯 SCLC，放疗能否改善 C-SCLC 患者的 OS 仍有待于更深入的研究。

3. 靶向和免疫治疗

驱动基因突变在 SCLC 中非常少见，据报道 *EGFR* 突变在纯 SCLC 中发生率约为 4%，而在 C-SCLC 可达到 15%~20%，多发生在无或有轻度吸烟史且混合腺癌成分的 C-SCLC [16-18]。由于临床上并未对 SCLC 进行常规基因检测，实际突变率可能更高。目前已经报道多例携带 *EGFR* 突变的 SCLC 和混杂腺癌成分的 C-SCLC 接受 EGFR 酪氨酸激酶抑制剂治疗有效的个案 [19-21]。这提示靶向治疗可能在混杂腺癌成分且合并驱动基因突变 C-SCLC 的治疗中具有潜在获益，对于合并腺癌成分 C-SCLC 进行基因检测和重复活检或许可作为实现 C-SCLC 个体化治疗的策略。

此外，有报道抗血管生成小分子酪氨酸激酶抑制剂对于 C-SCLC 有一定作用[22]。

SCLC 多存在基因组和染色体高度不稳定性，造成突变频率增加，理论上可能对免疫治疗更敏感。据报道 C-SCLC 中同样存在 *TP53*、*RB1*、*PTEN* 等大量高频突变，*RUNX1T1* 扩增、*YAP1* 表达具有一定特异性[23-24]。免疫治疗已在 SCLC 治疗中取得突破，然而免疫治疗对于 C-SCLC 仍是未来需要深入探索的全新领域。病例报道显示合并鳞癌成分的 C-SCLC 对免疫治疗有一定疗效[25]。

综上所述，C-SCLC 作为 SCLC 的特殊类型，其来源、生物学特性等问题仍不十分清楚，以往研究多以回顾性分析和病例报道为主，缺乏大样本前瞻性研究数据为支持的高级别循证医学证据。因此，对于 C-SCLC 的治疗还有很多争议和未知，尚未达成全面和广泛的临床指南和专家共识，有待于未来更为深入的研究来进行修正和补充。

参考文献

[1] OKAMOTO I, ARAKI J, SUTO R, et al. EGFR mutation in gefitinib-responsive small-cell lung cancer. Ann Oncol, 2006, 17 (6): 1028-1029.

[2] ZAKOWSKI M F, LADANYI M, KRIS M G. EGFR mutations in small-cell lung cancers in patients who have never smoked. N Engl J Med, 2006, 355 (2): 213-215.

[3] TAKAGI Y, NAKAHARA Y, HOSOMI Y, et al. Small-cell lung cancer with a rare epidermal growth factor receptor gene mutation showing "wax-and-wane" transformation. BMC Cancer, 2013, 13: 529.

[4] RASO M G, BOTA-RABASSEDAS N, WISTUBA II. Pathology and classification of SCLC. Cancers (Basel), 2021,

13 (4): 820.

［5］ LI Y, WANG Y, ZHOU W, et al. Different clinical characteristics and survival between surgically resected pure and combined small cell lung cancer. Thorac Cancer, 2022, 13 (19): 2711-2722.

［6］ YANG L, ZHOU Y, WANG G, et al. Clinical features and prognostic factors of combined small cell lung cancer: Development and validation of a nomogram based on the SEER database. Transl Lung Cancer Res, 2021, 10: 4250-4265.

［7］ TRAVIS WD, BRAMBILLA E, NICHOLSON A G, et al. The 2015 World Health Organization Classification of Lung Tumors: Impact of genetic, clinical and radiologic advances since the 2004 Classification. J Thorac Oncol, 2015, 10: 1243-1260.

［8］ QIN J, LU H. Combined small-cell lung carcinoma. Onco Targets Ther, 2018, 11: 3505-3511.

［9］ BABAKOOHI S, FU P, YANG M, et al. Combined SCLC clinical and pathologic characteristics. Clin Lung Cancer, 2013, 14 (2): 113-119.

［10］ AUPERIN A, ARRIAGADA R, PIGNON JP, et al. Prophylactic cranial irradiation for patients with small-cell lung cancer in complete remission: Prophylactic Cranial Irradiation Overview Collaborative Group. N Engl J Med, 1999, 341 (7): 476-484.

［11］ JEREMIC B, SHIBAMOTO Y, NIKOLIC N, et al. Role of radiation therapy in the combined-modality treatment of patients with extensive disease small-cell lung cancer: A randomized study. J Clin Oncol, 1999, 17 (7): 2092-2099.

［12］ YEE D, BUTTS C, REIMAN A, et al. Clinical trial of post-chemotherapy consolidation thoracic radio-therapy for extensive-stage small cell lung cancer. Radiother Oncol, 2012, 102 (2): 234-238.

［13］ SLOTMAN BJ, VAN TINTEREN H, PRAAG JO, et al. Use of thoracic radiotherapy for extensive stage small-cell lung cancer: A phase 3 randomised controlled trial. Lancet, 2015, 385 (9962): 36-42.

［14］ SLOTMAN B, FAIVRE-FINN C, KRAMER G, et al. Prophylactic cranial irradiation in extensive small-cell lung cancer. N Engl J Med, 2007, 357 (7): 664-672.

复合型 SCLC 的治疗

［15］ RADICE PA, MATTHEWS MJ, IHDE DC, et al. The clinical behavior of "mixed" small cell/large cell broncho-genic carcinoma compared to "pure" small cell subtypes. Cancer, 1982, 50 (12): 2894-2902.

［16］ TATEMATSU A, SHIMIZU J, MURAKAMI Y, et al. Epidermal growth factor receptor mutations in small cell lung cancer. Clin Cancer Res, 2008, 14 (19): 6092-6096.

［17］ LU HY, MAO WM, CHENG QY, et al. Mutation status of epidermal growth factor receptor and clinical features of patients with combined small cell lung cancer who received surgical treatment. Oncol Lett, 2012, 3 (6): 1288-1292.

［18］ LU HY, SUN WY, CHEN B, et al. Epidermal growth factor receptor mutations in small cell lung cancer patients who received surgical resection in China. Neoplasma, 2012, 59 (1): 100-104.

［19］ HAGE R, ELBERS JR, BRUTEL DLRA, et al. Surgery for combined type small cell lung carcinoma. Thorax, 1998, 53 (6): 450-453.

［20］ MEN Y, HUI Z, LIANG J, et al. Further understanding of an uncommon disease of combined small cell lung cancer: Clinical features and prognostic factors of 114 cases. Chin J Cancer Res, 2016, 28 (5): 486-494.

［21］ BABAKOOHI S, FU P, YANG M, et al. Combined SCLC clinical and pathologic characteristics. Clin Lung Cancer, 2013, 14 (2): 113-119.

［22］ GAN YY, LIU PL, LUO T. Successful treatment of an elderly patient with combined small cell lung cancer receiving anlotinib: A case report [J]. Front Oncol, 2021, 11: 775201.

［23］ HE T, WILDEY G, MCCOLL K, et al. Identification of RUNX1T1 as a potential epigenetic modifier in small-cell lung cancer. Mol Oncol, 2021, 15 (1): 195-209.

［24］ WANG X, GUO Y, LIU L, et al. YAP1 protein expression has variant prognostic significance in small cell lung can-cer (SCLC) stratified by histological subtypes. Lung Cancer, 2021, 160: 166-174.

［25］ DONG Y, LI Q, LI D, et al. Whole-process treatment of combined small cell lung cancer initially diagnosed as "lung squamous cellcarcinoma": A case report and review of the literature. Front Immunol, 2022, 13: 831698.

十、副瘤综合征的治疗

SCLC 常见的副瘤综合征

	分类	发病机制	临床表现	治疗原则
内分泌性副瘤综合征	抗利尿激素异位分泌综合征	异位分泌 ADH	低钠血症；食欲不振、恶心、呕吐、易激惹、神志不清等	抗肿瘤治疗；限制液体入量；输注高渗盐水；药物治疗（如：考尼伐坦、托伐普坦）
	异位库欣（Cushing）综合征	异位分泌 ACTH	体重增加，满月脸，高血压，高血糖；血浆皮质醇激素及 ACTH 升高，高血钠，低血钾，碱中毒	抗肿瘤治疗；药物治疗：首选美替拉酮，若效果不佳可改用酮康唑

SCLC 常见的副瘤综合征（续）

	分类	发病机制	临床表现	治疗原则
神经系统副瘤综合征	兰伯特 - 伊顿（Lambert-Eaton）综合征	产生抗 VGCC 抗体	四肢肢体近端肌无力和自主神经障碍（口干、上睑下垂等）	抗肿瘤治疗 药物治疗：免疫抑制剂（包括硫唑嘌呤、肾上腺糖皮质激素、免疫球蛋白），必要时可考虑血浆置换；缓解症状药物（3,4- 二氨基吡啶）
	抗 Hu 抗体介导的综合征	产生抗 Hu 抗体	小脑变性；边缘叶脑炎；斜视眼阵挛 - 肌阵挛	抗肿瘤治疗 药物治疗：免疫调节治疗（肾上腺糖皮质激素、免疫球蛋白等），必要时可考虑血浆置换；利妥昔单抗

注：ADH. 抗利尿激素；ACTH. 促肾上腺皮质激素；VGCC 抗体 . 电压门控钙通道抗体。

【注释】

1. 副瘤综合征的分类

SCLC 是最常见的伴发副瘤综合征的组织学类型，根据发病机制可分为内分泌性副瘤综合征和神经系统副瘤综合征。内分泌性副瘤综合征的发病机制为肿瘤细胞异位激素分泌引起神经内分泌系统的临床症状；神经系统副瘤综合征的发病机制为肿瘤细胞表达神经系统抗原从而与神经组织产生交叉免疫反应，导致神经系统功能障碍[1]。

2. 内分泌性副瘤综合征

SCLC 可以异位分泌多种激素或具有内分泌功能的多肽物质，除了分泌抗利尿激素（ADH）、促肾上腺皮质激素（ACTH）外，还包括催乳素、生长激素、肾素等激素，可出现溢乳、闭经、高血压等临床表现。

3. 抗利尿激素异常分泌综合征（syndrome of inappropriate ADH secretion，SIADH）

SIADH 的诊断标准尚不统一，有研究将其定为尿液渗透压阈值低于 100mmol/L[2]，也有研究将血清钠浓度低于 135mmol/L 定义为抗利尿激素异常分泌综合征[3]。目前，尚未开展治疗 SIADH 的前瞻性、随机临床研究，但对于轻、中度低钠血症患者的治疗也应得到重视。治疗策略包括静脉应用高渗盐水及口服去甲环素、碳酸锂等药物；重度、难治的低钠血症可以考虑使用加压素受体拮抗剂治疗，推荐的药物包括考尼伐坦和托伐普坦等[4-5]。

4. 库欣（Cushing）综合征

除全身化疗外，可使用酮康唑、美替拉酮、依托咪酯、米托坦和米非司酮减少糖皮质激素生成[6-8]。自 1985 年首次报道以来，酮康唑被广泛用于外源性库欣（Cushing）综合征的治疗，但是因为它是细胞色素 P450 3A4 的强抑制剂，需警惕酮康唑增加化疗毒性的风险，因此美替拉酮被认为是更好的选择[9]。对于重度促肾上腺皮质激素依赖性库欣综合征患者，为早期控制皮质醇水平，美替拉酮与酮康唑联合或米托坦、美替拉酮、酮康唑联合治疗可作为替代方案。

5. 兰伯特 - 伊顿（Lambert-Eaton）综合征

本病又称肿瘤肌无力综合征，是一种由免疫介导的神经 - 肌肉接头功能障碍性疾病，是 SCLC 最常伴发的神经系统副瘤综合征，1%~3% 的 SCLC 患者初诊时以该病就诊[10]。

6. 抗 Hu 抗体介导的综合征

该副瘤综合征的特征表现是炎症反应和神经元缺失，SCLC 肿瘤细胞特异性抗原导致机体抗 Hu 抗体的产生，抗 Hu 抗体作用于神经元 RNA 结合蛋白而引起临床症状。导致每种副瘤综合征不同临床表现的原因尚不明确，并不是所有确诊病例都能检测到抗 Hu 抗体[1, 11]。

参考文献

[1] 程颖, 孙燕, 吴一龙. 小细胞肺癌. 北京：人民卫生出版社, 2014.

[2] GROHE C, BERARDI R, BURST V. Hyponatraemia: SIADH in lung cancer diagnostic and treatment algorithms. Crit Rev Oncol Hematol, 2015, 96 (1): 1-8.

[3] HOORN EJ, TUUT MK, HOORNTJE SJ, et al. Dutch guideline for the management of electrolyte disorders: 2012 revision. Neth J Med, 2013, 71 (3): 153-165.

[4] TRUMP DL. Serious hyponatremia in patients with cancer: Management with demeclocycline. Cancer, 1981,

47 (12): 2908-2912.

［5］ JACOT W, COLINET B, BERTRAND D, et al. Quality of life and comorbidity score as prognostic determinants in non-small-cell lung cancer patients. Ann Oncol, 2008, 19 (8): 1458-1464.

［6］ ATKINSON AB. The treatment of Cushing's disease. Clin Endocrinol (Oxf), 1991, 34 (6): 507-513.

［7］ PILLANS PI, COWAN P, WHITELAW D. Hyponatraemia and confusion in a patient taking ketocon-azole. Lancet, 1985, 325 (8432): 821-822.

［8］ SCHILLER JH, JONES JC. Paraneoplastic syndromes associated with lung cancer. Curr Opin Oncol, 1993, 5 (2): 335-342.

［9］ SHEPHERD FA, HOFFERT B, EVANS WK, et al. Ketoconazole: Use in the treatment of ectopic adrenocorticotropic hormone production and Cushing's syndrome in small-cell lung cancer. Arch Intern Med, 1985, 145 (5): 863-864.

［10］ DEVINE MF, KOTHAPALLI N, ELKHOOLY M, et al. Paraneoplastic neurological syndromes: Clinical presentations and management. Ther Adv Neurol Disord, 2021, 14: 175628642098532.

［11］ SHAMS'ILI S, DE BEUKELAAR J, GRATAMA JW, et al. An uncontrolled trial of rituximab for antibody associated paraneoplastic neurological syndromes. J Neurol, 2006, 253: 16-20.

副瘤综合征的治疗

十一、支气管肺 / 胸腺神经内分泌肿瘤的治疗

（一）可切除支气管肺神经内分泌肿瘤（典型类癌和不典型类癌）的治疗

分期	分层	Ⅰ级推荐	Ⅱ级推荐	Ⅲ级推荐
Ⅰ、Ⅱ期		肺叶切除术或其他解剖性切除＋纵隔淋巴结清扫或采样	如存在手术禁忌，推荐热消融或立体定向放疗	
可手术ⅢA期		肺叶切除术或其他解剖性切除＋纵隔淋巴结清扫或采样	若术后病理为不典型类癌（中级别），推荐观察或细胞毒药物化疗[a]（包括顺铂／依托泊苷，卡铂／依托泊苷或替莫唑胺）（2B类）±放疗[b]（2B类）	

注：a. 不推荐替莫唑胺与放疗联合使用；

b. 专家认为同步放化疗对于病理类型为不典型或高有丝分裂或增殖指数（如 Ki-67）的肿瘤更有效。

【注释】

1 Ⅰ期、Ⅱ期和可手术ⅢA期

推荐行手术治疗，包括肺叶切除术或其他解剖性切除术和纵隔淋巴结清扫或采样。Ⅰ期、Ⅱ期或低级别（典型类癌）ⅢA期，根治术后可仅行监测随访。对于伴有分泌功能综合征患者，在任何侵入性手术治疗前需控制分泌功能综合征。

2 术后辅助治疗

若为中级别（不典型类癌）ⅢA期，推荐观察或辅助化疗 ± 放疗（2B类）。化疗方案包括顺铂/依托泊苷、卡铂/依托泊苷或替莫唑胺。该类患者辅助治疗的疗效数据有限，在一项少于40名不典型类癌患者的小型研究中，患者接受任何化疗的有效率为19%~22%[1-2]。

（二）可切除胸腺神经内分泌肿瘤（典型类癌和不典型类癌）的治疗

分期	分层			I 级推荐	II 级推荐	III 级推荐
I 期、II 期				手术切除		
IIIA/IIIB	可切除	根治性切除且切缘阴性		随访		
		姑息性切除和／或切缘阳性	低级别（典型类癌）	推荐观察		推荐放疗（3 类）[a] ± 化疗（包括顺铂／依托泊苷或卡铂／依托泊苷）
			中级别（不典型类癌）	推荐观察		推荐放疗（3 类）[a] ± 化疗[b]（包括顺铂／依托泊苷或卡铂／依托泊苷）

注：a. 由于缺乏相应数据，目前处理这部分患者时还存在治疗时机与原则的挑战，但专家组仍建议在部分选择的患者中推荐放疗。

b. 同步放化疗对于病理类型为不典型或高有丝分裂或增殖指数（如 Ki-67）的肿瘤更有效。

【注释】

　　早期或局部晚期胸腺神经内分泌肿瘤通常行外科切除术，如果为完全切除且切缘阴性，则无须行辅助治疗。对于不能切除、仅行姑息性手术切除或切缘阳性患者，放疗 ± 化疗的数据有限[3-4]，低级别（典型类癌）患者可选择观察[5]。

　　对于伴有分泌功能综合征患者，在任何侵入性手术治疗前需控制相应综合征。

（三）局部支气管肺／胸腺不可切除神经内分泌肿瘤（典型类癌和不典型类癌）的治疗

分期	分层	I 级推荐	II 级推荐	III 级推荐
III A、 III B、 III C	典型类癌 （低级别）	观察（如无症状） 或 奥曲肽或兰瑞肽（如生长抑素受体阳性和／或激素症状） 或 依维莫司 或 替莫唑胺 ± 卡培他滨 或 顺铂／依托泊苷或卡铂／依托泊苷 或 放疗； 如一线治疗出现疾病进展推荐更换治疗药物 [a]		推荐肽受体放射性核素治疗（[177]Lu-dotatate）（如生长抑素受体阳性且奥曲肽／兰瑞肽治疗进展）

局部支气管肺 / 胸腺不可切除神经内分泌肿瘤（典型类癌和不典型类癌）的治疗（续）

分期	分层	Ⅰ级推荐	Ⅱ级推荐	Ⅲ级推荐
Ⅲ A、Ⅲ B、Ⅲ C	非典型类癌（中级别）	放疗 ± 同步化疗（顺铂 / 依托泊苷或卡铂 / 依托泊苷）[a] 或 细胞毒药物化疗（顺铂 / 依托泊苷，卡铂 / 依托泊苷或替莫唑胺 ± 卡培他滨） 或 奥曲肽或兰瑞肽（如生长抑素受体阳性和 / 或激素症状） 或 依维莫司 如一线治疗出现疾病进展推荐更换治疗药物[b]		

注：

a. 专家认为同步放化疗对于病理类型为不典型或高有丝分裂或增殖指数（如 Ki-67）的肿瘤更有效。

b. 如疾病进展，对于无功能肿瘤患者应该停止奥曲肽或兰瑞肽治疗；对于有功能的肿瘤患者则仍应继续奥曲肽或兰瑞肽治疗。这些药物可与其他的后续治疗方式联合使用。

支气管肺／胸腺神经内分泌肿瘤的治疗

【注释】

不可切除的 Ⅲ A 期、Ⅲ B 期或 Ⅲ C 期肿瘤

同步放化疗相关疗效数据有限，然而仍有专家推荐这种情况下可考虑同步放化疗。对于低级别肿瘤不可切除的患者，可考虑观察或系统性治疗，部分专家推荐行放疗 ± 化疗。如为中级别患者，通常推荐行放疗 ± 同步系统性治疗，或单独系统性治疗。有证据显示同步放化疗对于不典型类癌或有丝分裂指数或增殖指数高的肿瘤效果更好[1-2]。

（四）远处转移性支气管肺／胸腺神经内分泌肿瘤（典型类癌和不典型类癌）的治疗[a]

分期	分层	Ⅰ级推荐	Ⅱ级推荐	Ⅲ级推荐
Ⅳ期	无症状、低肿瘤负荷，低级别（典型类癌）	观察，每 3~6 个月复查胸部增强 CT 和腹部／盆腔多时相[b]CT 或 MRI	奥曲肽或者兰瑞肽（如生长抑素受体阳性和／或激素症状）	

远处转移性支气管肺／胸腺神经内分泌肿瘤（典型类癌和不典型类癌）的治疗（续）

分期	分层	Ⅰ级推荐	Ⅱ级推荐	Ⅲ级推荐
Ⅳ期	临床显著的肿瘤负荷和低级别（典型类癌） 或 进展期征象 或 中级别（不典型类癌） 或 出现症状	参加临床试验（优选） 或 在部分选择性患者中观察 [c] 或 奥曲肽 [d] 或兰瑞肽 [d] （如生长抑素受体阳性和／或激素症状） 或 依维莫司（对支气管肺神经内分泌肿瘤作为Ⅰ级推荐） 或 顺铂／依托泊苷或卡铂／依托泊苷 [e] 或 替莫唑胺 ± 卡培他滨 [e] 或 肝脏主导性疾病推荐肝脏针对性治疗如一线治疗中疾病进展，推荐更换治疗 [d]		肽受体放射性核素治疗（[177]Lu-dotatate）（如生长抑素受体阳性且奥曲肽／兰瑞肽治疗进展）

远处转移性支气管肺／胸腺神经内分泌肿瘤（典型类癌和不典型类癌）的治疗（续）

分期	分层	Ⅰ级推荐	Ⅱ级推荐	Ⅲ级推荐
Ⅳ期	多发肺结节或微小瘤及多发性先天性肺神经内分泌细胞增生（DIPNECH）	观察，每 12~24 个月或出现新症状时复查胸部 CT（无须增强） 或 奥曲肽或兰瑞肽 （如生长抑素受体阳性和／或慢性咳嗽／呼吸困难且对吸入剂无效者）		

注：

a. 神经内分泌肿瘤具有高度异质性，在决定最佳治疗方式时，需考虑所有因素（如：肿瘤负荷，症状，组织学类型和生长速率）。

b. 需要静脉注射造影剂进行多时相 CT 或 MRI。

c. 仅限于无症状患者或肿瘤属于低级别的患者。

d. 疾病进展时，对于无功能肿瘤患者应该停止奥曲肽或兰瑞肽治疗；对于有功能的肿瘤患者则仍应继续奥曲肽或兰瑞肽治疗。这些药物可与其他的后续治疗方式联合使用。

e. 推荐用于 Ki-67 增殖指数和有丝分裂指数偏高的中级别不典型类癌患者。

【注释】

1. 肿瘤负荷低、无症状、低级别患者

可暂予观察，每 3~6 个月复查胸部增强 CT 和腹部／盆腔多时相 CT/MRI。也有部分患者可开始奥曲肽或兰瑞肽治疗。对于这类患者使用奥曲肽或兰瑞肽治疗的时机尚无明确的共识，尽管在这些患者中可以考虑开始使用奥曲肽或兰瑞肽，但直至肿瘤进展时再开始使用奥曲肽或兰瑞肽也可能适用于部分患者。

2. 伴有明显肿瘤负荷、低级别肺或胸腺肿瘤患者

可考虑开始使用奥曲肽和兰瑞肽。治疗晚期低度恶性肿瘤的其他方法，包括使用依维莫司或替莫唑胺。两种治疗方法都可以联合或不联合奥曲肽。

3. 晚期中级别肺或胸腺神经内分泌肿瘤患者

一般应首选全身治疗，包括开始使用奥曲肽和兰瑞肽治疗。其他选择包括依维莫司，替莫唑胺[6]，卡铂或顺铂联合依托泊苷治疗。顺铂／依托泊苷、卡铂／依托泊苷或替莫唑胺可考虑用于 Ki-67、核分裂指数和分级方面不典型级别较高的肿瘤，尤其是组织学上分化较差的肿瘤[4]。这些治疗可联合或不联合奥曲肽或兰瑞肽。对于肿瘤增殖指数较低的患者，亦可推荐观察。如果在一线治疗中发现疾病进展，建议更改后续治疗方案。

4. 多发性先天性肺神经内分泌细胞增生

发病罕见，但仍有少部分患者表现为肺部多发结节和沿外周气道播散的神经内分泌细胞增生，这种情况下可诊断为多发性先天性肺神经内分泌细胞增生（DIPNECH）。该病通常呈惰性，建议患者观察，每 12~24 个月或出现新的症状时复查胸部平扫 CT。

5. 化疗

　　晚期神经内分泌肿瘤对化疗反应率普遍较低，没有明确的 PFS 获益[7]。一项 II 期研究评估了卡培他滨治疗转移性类癌的疗效，19 例患者有 13 例达到疾病控制，未出现肿瘤缓解的患者[8]。另一项 II 期研究评估了卡培他滨联合奥沙利铂的疗效，在低分化神经内分泌肿瘤患者中有效率为 23%，高分化患者有效率为 30%[9]。晚期类癌患者对替莫唑胺的应答率很低[10]。对于有临床症状的支气管肺或胸腺低 / 中级别神经内分泌肿瘤患者，可以使用替莫唑胺单药、替莫唑胺与奥曲肽或兰瑞肽联合使用来控制肿瘤负荷或相关症状[5, 11]。一项 31 例进展期转移性支气管神经内分泌肿瘤的回顾性研究显示，替莫唑胺单药有效率为 14%[11]。

6. 依维莫司

　　对于晚期中级别（不典型类癌）支气管肺神经内分泌肿瘤，依维莫司是可选的一种治疗策略。在一项 II 期研究中，使用依维莫司与长效奥曲肽联合治疗晚期神经内分泌肿瘤患者，显示出良好的耐受性及抗肿瘤活性[12]。在随机 III 期 RADIANT-2 试验中，429 例晚期神经内分泌肿瘤和类癌综合征患者随机接受长效奥曲肽联合依维莫司或安慰剂治疗[13]，接受奥曲肽联合依维莫司治疗的患者中位 PFS 为 16.4 个月，仅接受奥曲肽治疗的患者则为 11.3 个月，但两组 PFS 未达到统计学差异。RADIANT-4 是一项全球、双盲、安慰剂对照的 III 期试验，入组 302 例进展期非功能性的肺或胃肠神经内分泌肿瘤患者（其中肺神经内分泌肿瘤患者 90 例），以 2∶1 的比例随机分配接受依维莫司或安慰剂治疗[14]，与安慰剂组相比（mPFS=3.6 个月），依维莫司组的中位无进展生存期（mPFS=9.2 个月）明显改善（*HR*=0.50；95% *CI* 0.28~0.88）[15]。依维莫司可推荐用于临床肿瘤负荷明显的低级别（类癌）或疾病进展或中级别（不典型类癌）的局部晚期和 / 或远处转移支气管肺／胸腺神经内分泌肿瘤患者。

7. 放射性标记的生长抑素类似物治疗

一些早期研究报道，放射性标记的生长抑素类似物治疗对晚期神经内分泌肿瘤患者有效[16-20]。一项前瞻性Ⅱ期研究纳入 90 例对奥曲肽耐药的转移性神经内分泌肿瘤患者，结果显示放射肽治疗可明显改善患者症状，但肿瘤退缩相对少见[21]。一些大型非随机队列分析也显示放射性标记的生长抑素类似物治疗可改善患者生存率[22-24]。另一项最近的研究评估 ^{177}Lu-dotatate 在 610 例转移性胃肠胰和肺神经内分泌肿瘤患者中的长期疗效、生存率和不良反应[25]，所有患者的 PFS 和 OS 分别为 29 个月（95% *CI* 26~33 个月）和 63 个月（95% *CI* 55~72 个月）[25]。2018 年 1 月，美国 FDA 批准 ^{177}Lu-dotatate 的 PRRT 用于治疗不能切除、低或中度恶性、局部进展或转移性胃肠胰神经内分泌肿瘤[26]。NCCN 推荐对于某些胃肠道、支气管肺和胸腺神经内分泌肿瘤中生长抑素受体显像阳性的进展期和／或转移性胃肠道、支气管肺和胸腺神经内分泌肿瘤患者，可考虑使用 ^{177}Lu-dotatate 的肽受体放射性核素治疗（PRRT）作为治疗方案，鉴于目前国内尚未能开展该项治疗，仅作为Ⅲ级推荐。

（五）类癌综合征评估与治疗

	I 级推荐		II 级推荐	III 级推荐
评估	生化检测：24 小时尿或血 5-HIAA 超声心动图 影像评估疾病进展情况			
治疗	奥曲肽 [a, b] 或 兰瑞肽 [a]	类癌综合征控制良好，定期随访		
		类癌综合征控制差	有任何持续症状时（如：面色潮红，腹泻）均可加以对症治疗： 肝动脉栓塞治疗 ± 肝脏主导性疾病行减瘤手术 或 Telotristat [c] 或 根据病灶部位行其他系统性治疗 [d]	

类癌综合征评估与治疗（续）

	Ⅰ级推荐	Ⅱ级推荐	Ⅲ级推荐
监测	每 2~3 年复查超声心动图或根据临床症状提示 每 3~12 个月复查胸部 CT ± 腹部 ± 盆腔多时相[e] CT 或 MRI		
后续治疗[f]	疾病进展，根据进展期支气管肺 / 胸腺神经内分泌肿瘤治疗进行		

注：

a. 可能仅生长抑素受体阳性的患者能够从奥曲肽或兰瑞肽治疗中受益。

b. 为控制症状，可行奥曲肽皮下注射或长效奥曲肽肌内注射或兰瑞肽皮下注射，如需要可进一步增加药物剂量或频率。长效奥曲肽注射后 10~14 天内预计奥曲肽尚不能达到治疗水平，可加用短效奥曲肽以快速缓解重要症状。

c. 由于 Telotristat 控制类癌症状效果欠佳，不推荐 Telotristat 用于治疗面色潮红。（Telotristat 用法：250mg，口服，3 次 /d）

d. 尚未确认依维莫司治疗类癌综合征的疗效和安全性。

e. 需要静脉注射造影剂进行多时相 CT 或 MRI。

f. 疾病进展时，对于无功能肿瘤患者应该停止奥曲肽或兰瑞肽治疗；对于有功能的肿瘤患者则仍应继续奥曲肽或兰瑞肽治疗。这些药物可与其他的后续治疗方式联合使用。

支气管肺／胸腺神经内分泌肿瘤的治疗

（六）大细胞神经内分泌肿瘤的治疗

分期	I 级推荐	II 级推荐	III 级推荐
I、II、III 期	手术切除，术后化疗（参考 SCLC 化疗方案）；对于不可手术切除的 III 期 LCNEC 患者，推荐化疗 + 放疗联合治疗方式		
IV 期	化疗（参考 SCLC 方案）		化疗（参考 NSCLC 方案）

注：标准治疗方案尚未形成。

【注释】

1. I～III 期 LCNEC 患者

手术切除是早期 LCNEC 患者的主要治疗手段。但没有证据表明手术方式和术后整体生存率有明显关系[27]。多项回顾性分析显示，完全切除的 I 期 LCNEC 患者，术后接受以铂类为基础两药方案的辅助化疗比单纯手术治疗生存获益更显著[28-29]。尽管缺乏随机 III 期临床研究，目前的研究结果强调了早期 LCNEC 综合治疗的重要性，以铂类为基础的化疗方案是早期患者辅助治疗的首选[30]。胸部放疗或预防性脑照射的作用目前仍不清楚，没有证据表明放疗能使 LCNEC 患者获益[31]。

2. 进展期及晚期 LCNEC 患者

这类患者治疗策略的选择仍存在争议。一项纳入 5 797 例局部晚期 LCNEC 患者的回顾性研究显示，根治性同步放化疗较单纯化疗疗效更佳[32]。美国临床肿瘤学会同时推荐 SCLC 与 NSCLC 的治疗方案用于 LCNEC，但最近一项基于基因组研究结果表明，*RB1* 野生型和 / 或表达 RB1 蛋白的 LCNEC 按 NSCLC 化疗方案治疗，OS 明显优于 SCLC 化疗方案[33]。

3. 晚期 LCNEC 免疫治疗

一项回顾性研究显示，纳武利尤单抗或帕博利珠单抗治疗经治晚期 LCNEC 患者，60% 患者疗效为 PR，10% 患者疗效为 SD，PFS 为 57 周，患者耐受性好[34]。有研究者报道了帕博利珠单抗治疗一例 PD-L1 表达阴性的 LCNEC 患者，疗效显著，提示即使 PD-L1 表达阴性，免疫检查点抑制剂对转移性 LCNEC 患者仍可能为一种有效的治疗选择[35]。

（七）支气管肺 / 胸腺神经内分泌肿瘤常用治疗方案

长效奥曲肽　20~30mg　肌内注射　第 1 天　28 天 1 个周期
兰瑞肽　120mg　皮下注射　第 1 天　28 天 1 个周期
PRRT　200mCi　静脉注射　第 1 天　每 8 周重复，共 4 次
依维莫司　10mg　口服　每日 1 次

CAPTEM 方案

替莫唑胺　$200mg/m^2$　口服　第 10~14 天　每日 1 次

卡培他滨　750mg/m² 口服　第 1~14 天　每日 2 次

每 3 周重复

EP 方案

依托泊苷　100mg/m² 静脉输注　第 1~3 天

顺铂　20~25mg/m² 静脉输注　第 1~3 天

每 3 周重复，共 4~6 个周期

EC 方案

依托泊苷　100mg/m² 静脉输注　第 1~3 天

卡铂　AUC=5~6　静脉输注　第 1 天

每 3 周重复，共 4~6 个周期

参考文献

［1］ HONG CR, WIRTH LJ, NISHINO M, et al. Chemotherapy for locally advanced and metastatic pulmonary carcinoid tumors. Lung Cancer, 2014, 86 (2): 241-246.

［2］ WIRTH LJ, CARTER MR, JÄNNE PA, et al. Outcome of patients with pulmonary carcinoid tumors receiving chemotherapy or chemoradiotherapy. Lung Cancer, 2004, 44 (2): 213-220.

[3] FILOSSO PL, YAO X, AHMAD U, et al. Outcome of primary neuroendocrine tumors of the thymus: A joint analysis of the International Thymic Malignancy Interest Group and the European Society of Thoracic Surgeons databases. J Thorac Cardiovasc Surg, 2015, 149 (1): 103-109.

[4] RIMNER A, YAO X, HUANG J, et al. Postoperative radiation therapy is associated with longeroverall survival in completely resected stage Ⅱ and Ⅲ thymoma-an analysis of the international thymic malignancies interest group retrospective database. J Thorac Oncol, 2016, 11 (10): 1785-1792.

[5] BIAN D, QI M, HU J, et al. The comparison of predictive factors regarding prognoses and invasion of thymic neuroendocrine tumors preoperatively and postoperatively. J Thorac Dis, 2018, 10 (3): 1657-1669.

[6] CRONA J, FANOLA I, LINDHOLM DP, et al. Effect of temozolomide in patients with metastatic bronchial carcinoids. Neuroendocrinology, 2013, 98 (2): 151-155.

[7] PAULSON AS, BERGSLAND EK. Systemic therapy for advanced carcinoid tumors: Where do we go from here ? . J Natl Compr Canc Netw, 2012, 10 (6): 785-793.

[8] MEDLEY L, MOREL AN, FARRUGIA D, et al. Phase Ⅱ study of single agent capecitabine in the treatment of metastatic non-pancreatic neuroendocrine tumours. Br J Cancer, 2011, 104 (7): 1067-1070.

[9] BAJETTA E, CATENA L, PROCOPIO G, et al. Are capecitabine and oxaliplatin (XELOX) suitable treatments for progressing low-grade and high-grade neuroendocrine tumours ? . Cancer Chemother Pharmacol, 2007, 59 (5): 637-642.

[10] EKEBLAD S, SUNDIN A, JANSON ET, et al. Temozolomide as monotherapy is effective in treatment of advanced malignant neuroendocrine tumors. Clin Cancer Res, 2007, 13 (10): 2986-2991.

[11] CRONA J, FANOLA I, LINDHOLM DP, et al. Effect of temozolomide in patients with metastatic bronchial carcinoids. Neuroendocrinology, 2013, 98 (2): 151-155.

[12] YAO JC, PHAN AT, CHANG DZ, et al. Efficacy of RAD001 (everolimus) and octreotide LAR in advanced low-to intermediate-grade neuroendocrine tumors: Results of a phase Ⅱ study. J Clin Oncol, 2008, 26 (26): 4311-4318.

[13] PAVEL ME, HAINSWORTH JD, BAUDIN E, et al. Everolimus plus octreotide long-acting repeatable for the treatment of advanced neuroendocrine tumours associated with carcinoid syndrome (RADIANT-2): A randomised, placebo-controlled, phase 3 study. Lancet, 2011, 378 (9808): 2005-2012.

[14] YAO JC, FAZIO N, SINGH S, et al. Everolimus for the treatment of advanced, non-functional neuroendocrine tumours of the lung or gastrointestinal tract (RADIANT-4): A randomised, placebo-controlled, phase 3 study. Lancet, 2016, 387 (10022): 968-977.

[15] FAZIO N, BUZZONI R, DELLE FAVE G, et al. Everolimus in advanced, progressive, well-differentiated, non-functional neuroendocrine tumors: RADIANT-4 lung subgroup analysis. Cancer Sci, 2018, 109 (1): 174-181.

[16] IMHOF A, BRUNNER P, MARINCEK N, et al. Response, survival, and long-term toxicity after therapy with the radiolabeled somatostatin analogue [90Y-DOTA]-TOC in metastasized neuroendocrine cancers. J Clin Oncol, 2011, 29 (17): 2416-2423.

[17] KRENNING EP, TEUNISSEN JJ, VALKEMA R, et al. Molecular radiotherapy with somatostatin analogs for (neuro-) endocrine tumors. J Endocrinol Invest, 2005, 28 (11 Suppl International): 146-150.

[18] KWEKKEBOOM DJ, BAKKER WH, KAM BL, et al. Treatment of patients with gastro-entero-pancreatic (GEP) tumours with the novel radiolabelled somatostatin analogue [177Lu-DOTA (0), Tyr3] octreotate. Eur J Nucl Med Mol Imaging, 2003, 30 (3): 417-422.

[19] KWEKKEBOOM DJ, TEUNISSEN JJ, BAKKER WH, et al. Radiolabeled somatostatin analog [177Lu-DOTA0, Tyr3] octreotate in patients with endocrine gastroenteropancreatic tumors. J Clin Oncol, 2005, 23 (12): 2754-2762.

[20] KWEKKEBOOM DJ, TEUNISSEN JJ, KAM BL, et al. Treatment of patients who have endocrine gastroenteropancreatic tumors with radiolabeled somatostatin analogues. Hematol Oncol Clin North Am, 2007, 21 (3): 561-73.

[21] BUSHNELL DL JR, O'DORISIO TM, O'DORISIO MS, et al. 90Y-edotreotide for metastatic carcinoid refractory to octreotide. J Clin Oncol, 2010, 28 (10): 1652-1659.

［22］ KONG G, THOMPSON M, COLLINS M, et al. Assessment of predictors of response and long-term survival of patients with neuroendocrine tumour treated with peptide receptor chemoradionuclide therapy (PRCRT). Eur J Nucl Med Mol Imaging, 2014, 41 (10): 1831-1844.

［23］ VILLARD L, ROMER A, MARINCEK N, et al. Cohort study of somatostatin-based radiopeptide therapy with [(90) Y-DOTA]-TOC versus [(90) Y-DOTA]-TOC plus [(177) Lu-DOTA]-TOC in neuroendocrine cancers. J Clin Oncol, 2012, 30 (10): 1100-1106.

［24］ HÖRSCH D, EZZIDDIN S, HAUG A, et al. Peptide receptor radionuclide therapy for neuroendocrine tumors in Germany: First results of a multi-institutional cancer registry. Recent Results Cancer Res, 2013, 194: 457-465.

［25］ BRABANDER T, VAN DER ZWAN WA, TEUNISSEN J, et al. Long-term efficacy, survival, and safety of [177Lu-DOTA0, Tyr3] octreotate in patients with gastroenteropancreatic and bronchial neuroendocrine tumors. Clin Cancer Res, 2017, 23 (16): 4617-4624.

［26］ U. S. Food and Drug Administration. FDA approves new treatment for certain digestive tract cancers [news release]. Silver Springs, MD: US Food and Drug Administration.(2018-01-26).

［27］ GRAND B, CAZES A, MORDANT P, et al. High grade neuroendocrine lung tumors: Pathological characteristics, surgical management and prognostic implications. Lung Cancer, 2013, 81 (3): 404-409.

［28］ SAJI H, TSUBOI M, MATSUBAYASHI J, et al. Clinical response of large cell neuroendocrine carcinoma of the lung to perioperative adjuvant chemotherapy. Anticancer Drugs, 2010, 21 (1): 89-93.

［29］ KENMOTSU H, NIHO S, ITO T, et al. A pilot study of adjuvant chemotherapy with irinotecan and cisplatin for completely resected high-grade pulmonary neuroendocrine carcinoma (large cell neuroendocrine carcinoma and small cell lung cancer). Lung Cancer, 2014, 84 (3): 254-258.

［30］ GRIDELLI C, ROSSI A, AIROMA G, et al. Treatment of pulmonary neuroendocrine tumours: State of the art and future developments. Cancer Treat Rev, 2013, 39 (5): 466-472.

支气管肺／胸腺神经内分泌肿瘤的治疗

［31］ LO RUSSO G, PUSCEDDU S, PROTO C, et al. Treatment of lung large cell neuroendocrine carcinoma. Tumour Biol, 2016, 37 (6): 7047-7057.

［32］ LIMONNIK V, ABEL S, FINLEY GG, et al. Factors associated with treatment receipt and overall survival for patients with locally advanced large cell neuroendocrine carcinoma of the lung: A National Cancer Database analysis. Lung Cancer, 2020, 150: 107-113.

［33］ DERKS JL, LEBLAY N, THUNNISSEN E, et al. Molecular subtypes of pulmonary large-cell neuroendocrine carcinoma predict chemotherapy treatment outcome. Clin Cancer Res, 2018, 24 (1): 33-42.

［34］ LEVRA MG, MAZIERES J, VALETTE CA, et al. P1. 07-012 efficacy of immune checkpoint inhibitors in large cell neuroendocrine lung cancer: Results from a french retrospective cohort: topic: drug treatment alone and in combination with radiotherapy. J Thoracic Oncol, 2017, 12 (1): S702-S703.

［35］ WANG VE, URISMAN A, ALBACKER L, et al. Checkpoint inhibitor is active against large cell neuroendocrine carcinoma with high tumor mutation burden. J Immunother Cancer, 2017, 5 (1): 75.

十二、转化性 SCLC 的治疗

转化性小细胞肺癌的治疗

	分层 (根据 EGFR TKI 治疗 后的进展情况)	Ⅰ级推荐	Ⅱ级推荐	Ⅲ级推荐
风险预测				检测血清 NSE、pro-GRP (3 类)
治疗	系统快速进展		标准的 SCLC 化疗 方案(3 类)	
	局部缓慢进展			标准的 SCLC 化疗方案 或继续原 EGFR-TKI + 局部治疗(3 类)
	系统缓慢进展			标准的 SCLC 化疗方案 ± 继续原 EGFR-TKI 治疗 (3 类)

【注释】

1 转化性 SCLC 定义

在 NSCLC 疾病进程中,组织学类型可转化为 SCLC,统称为转化性 SCLC。转化性 SCLC

与经典的 SCLC 在病理形态、分子特征、临床表现及药物敏感性等方面具有相似性，但又不能完全被归类为经典 SCLC，也许可被归为一种新的 SCLC 亚型[1]。

2 转化性 SCLC 的诊断

必须进行肿瘤组织再次活检，病理学诊断仍是金标准。包括 NGS 在内的分子检测手段可以协助诊断。但单靠基因特征和血浆检测仍无法可靠的判断患者是否发生了 SCLC 转化。

3 转化性 SCLC 的发生机制

尚未明确，目前存在以下几种假说：①肿瘤细胞异质性假说：基于穿刺活检等小标本的病理诊断具有局限性，不能全面反映肿瘤组织的整体情况，即有 NSCLC 和 SCLC 两种成分同时存在的可能性[2]。②肿瘤干细胞假说：携带敏感突变肿瘤细胞的肿瘤干细胞本身具有分化为神经内分泌肿瘤细胞的潜能。在 TKI 的暴露压力下，更易转化为 SCLC。③分子机制假说：在 TKI 的治疗过程中，出现了抑癌基因 *RB1* 和 *TP53* 的双重缺失突变，并在 SCLC 转化中扮演着重要角色[3]。

4 转化性 SCLC 是 *EGFR* 突变患者耐药机制之一：转化性 SCLC 主要发生在携带 *EGFR* 敏感突变经 EGFR-TKI 治疗之后耐药的肺腺癌患者，发生率 3%~14%[3-9]，一般发生在 TKI 治疗后的 14~26 个月，中位时间是 18 个月[4]。有个案报道提示转化性 SCLC 也可以发生在 *ALK* 或 *ROS-1* 融合基因阳性接受 TKI 治疗之后的 NSCLC 患者，以及接受免疫检查点抑制剂治疗后的 NSCLC[10]。大部分转化性 SCLC 保留了原有肺腺癌的基因突变（占 84%~88%）[1, 3, 11] 和 SCLC 的基因特征，如 *TP53* 和 *RB1* 的缺失突变；这些特征可能与 *PIK3CA*，*NOTCH-ASCL1* 和 *MYC* 等基因通路相关[1, 5, 8, 12-15]。患者一旦发生 SCLC 转化，疾病往往进展较快，总体预后欠佳，中位生存期为 6.0~10.9 个月[1, 16]。

5 转化性 SCLC 的治疗策略

目前尚缺乏前瞻性的随机对照研究，可根据 EGFR-TKI 治疗后进展模式选择相应治疗策略，对于 EGFR-TKI 耐药后出现系统性快速进展的转化性 SCLC，可选择标准的 SCLC 化疗方案；孤立病灶进展的转化性 SCLC 可采用原 EGFR-TKI/ 或标准的 SCLC 化疗方案联合局部治疗；系统性缓慢进展的 SCLC 患者，可采用标准的 SCLC 化疗方案 ±EGFR-TKI 治疗[3, 17-18]。对于后两种情况的治疗推荐，证据来源主要是案例报道及小样本的回顾性研究，最佳的治疗策略仍有待进一步研究。

6 免疫检查点抑制在转化性 SCLC 中的探索

一项单中心回顾性研究纳入 47 例 EGFR 敏感突变 TKI 治疗耐药经组织病理确诊为 SCLC 转化的晚期 NSCLC 患者，其中，免疫联合化疗 ± 贝伐珠单抗 11 例，单纯化疗 36 例。免疫联合化疗 ± 贝伐珠单抗治疗的 ORR 为 73%（8/11）；mPFS 为 5.1 个月；mOS 为 20.2 个月，较单纯化疗患者有显著延长（20.2 个月 vs. 7.9 个月，HR=0.3，P<0.01）[19]。但 Fujimoto 等[9] 报道的多中心回顾性研究显示，15 例 SCLC 转化患者接受 PD-1/PD-L1 单药或纳武利尤单抗 + 伊匹木单抗治疗，仅 1 例（7%）患者有效，mPFS 为 1.3 个月。其他一些类似的回顾性研究亦显示免疫检查点抑制剂在转化性 SCLC 中疗效有限[20-21]。因此，免疫检查点抑制剂在转化性 SCLC 中的疗效及治疗价值仍有待进一步探索，目前并不鼓励在临床常规使用。

参考文献

[1] NIEDERST MJ, SEQUIST LV, POIRIER JT, et al. RB loss in resistant EGFR mutant lung adenocar-cinomas that

transform to small-cell lung cancer. Nat Commun, 2015, 6: 6377.

[2] SHAO Y, ZHONG DS. Histological transformation after acquired resistance to epidermal growth factor tyrosine kinase inhibitors. Int J Clin Oncol, 2018, 23 (2): 235-242.

[3] MARCOUX N, GETTINGER SN, O KANE G, et al. EGFR-mutant adenocarcinomas that trans-form to small-cell lung cancer and other neuroendocrine carcinomas: Clinical outcomes. J Clin Oncol, 2019, 37 (4): 278-285.

[4] OSER MG, NIEDERST MJ, SEQUIST LV, et al. Transformation from non-small-cell lung cancer to small-cell lung cancer: Molecular drivers and cells of origin. Lancet Oncol, 2015, 16 (4): e165-e172.

[5] SEQUIST LV, WALTMAN BA, DIAS-SANTAGATA D, et al. Genotypic and histological evolution of lung cancers acquiring resistance to EGFR inhibitors. Sci Transl Med, 2011, 3 (75): 26r-75r.

[6] YU HA, ARCILA ME, REKHTMAN N, et al. Analysis of tumor specimens at the time of acquired resistance to EGFR-TKI therapy in 155 patients with EGFR-mutant lung cancers. Clin Cancer Res, 2013, 19 (8): 2240-2247.

[7] PIOTROWSKA Z, NIEDERST MJ, KARLOVICH CA, et al. Heterogeneity underlies the emergence of EGFRT790 wild-type clones following treatment of T790M-positive cancers with a third-generation EGFR inhibitor. Cancer Discov, 2015, 5 (7): 713-722.

[8] LEE JK, LEE J, KIM S, et al. Clonal history and genetic predictors of transformation into small-cell carcinomas from lung adenocarcinomas. J Clin Oncol, 2017, 35 (26): 3065-3074.

[9] FUJIMOTO D, AKAMATSU H, MORIMOTO T, et al. Histologic transformation of epidermal growth factor receptor-mutated lung cancer. Eur J Cancer, 2022, 166: 41-50.

[10] CLAMON G, ZEITLER W, AN J, et al. Transformational changes between non-small cell and small cell lung can-cer-biological and clinical relevance: A review. Am J Clin Oncol, 2020, 43 (9): 670-675.

[11] FERRER L, GIAJ LEVRA M, BREVET M, et al. A brief report of transformation from NSCLC to SCLC: Molecular and therapeutic characteristics. J Thorac Oncol, 2019, 14 (1): 130-134.

[12] OFFIN M, CHAN JM, TENET M, et al. Concurrent RB1 and TP53 alterations define a subset of EGFR-mutant lung cancers at risk for histologic transformation and inferior clinical outcomes. J Thorac Oncol, 2019, 14 (10): 1784-1793.

[13] POPAT S. Histologically transformed SCLC from EGFR-Mutant NSCLC: Understanding the Wolf in Sheep's Clothing. J Thorac Oncol, 2019, 14 (10): 1689-1691.

[14] DORANTES-HEREDIA R, RUIZ-MORALES JM, CANO-GARCÍA F. Histopathological transformation to small-cell lung carcinoma in non-small cell lung carcinoma tumors. Transl Lung Cancer Res, 2016, 5 (4): 401-412.

[15] QUINTANAL-VILLALONGA Á, CHAN JM, YU HA, et al. Lineage plasticity in cancer: A shared pathway of therapeutic resistance. Nat Rev Clin Oncol, 2020, 17 (6): 360-371.

[16] ROCA E, GURIZZAN C, AMOROSO V, et al. Outcome of patients with lung adenocarcinoma with transformation to small-cell lung cancer following tyrosine kinase inhibitors treatment: A systematic review and pooled analysis. Cancer Treat Rev, 2017, 59: 117-122.

[17] TATEMATSU A, SHIMIZU J, MURAKAMI Y, et al. Epidermal growth factor receptor mutations in small cell lung cancer. Clin Cancer Res, 2008, 14 (19): 6092-6096.

[18] YANG JJ, CHEN HJ, YAN HH, et al. Clinical modes of EGFR tyrosine kinase inhibitor failure and subsequent management in advanced non-small cell lung cancer. Lung Cancer, 2013, 79 (1): 33-39.

[19] ZHANG CY, SUN H, SU JW, et al. A potential treatment option for transformed small-cell lung cancer on PD-L1 inhibitor-based combination therapy improved survival. Lung Cancer, 2023, 175: 68-78.

[20] LEE CK, MAN J, LORD S, et al. Clinical and molecular characteristics associated with survival among patients treated with checkpoint inhibitors for advanced non-small cell lung carcinoma: A systematic review and meta-analysis. JAMA Oncol, 2018, 4 (2): 210-216.

[21] MARCOUX N, GETTINGER SN, O'KANE G, et al. EGFR-mutant adenocarcinomas that transform to small-cell lung cancer and other neuroendocrine carcinomas: Clinical outcomes. J Clin Oncol, 2019, 37 (4): 278-285.

十三、随访

（一）SCLC 患者的随访

分期	分层	Ⅰ级推荐	Ⅱ级推荐	Ⅲ级推荐
局限期	1~2 年 （每 3 个月随访 1 次）	病史，体格检查；胸部、腹部、盆腔增强 CT，头颅增强 MRI（第 1 年每 3~4 个月，第 2 年每 6 个月），全身骨扫描（每 6 个月 ~1 年），颈部及锁骨上淋巴结彩超；吸烟情况评估（鼓励患者戒烟）	胸部、腹部、盆腔平扫 CT，头颅增强 CT，血常规、血生化（肝功、肾功、电解质），外周血肿瘤标记物（包括 NSE 和 proGRP）	
	3 年 （每 6 个月随访 1 次）	病史，体格检查；胸部、腹部、盆腔增强 CT，头颅增强 MRI，全身骨扫描（每 6 个月 ~1 年），颈部及锁骨上淋巴结彩超；吸烟情况评估（鼓励患者戒烟）	胸部、腹部、盆腔平扫 CT，头颅增强 CT，血常规、血生化（肝功、肾功、电解质），外周血肿瘤标记物（包括 NSE 和 proGRP）	

SCLC 患者的随访（续）

分期	分层	I 级推荐	II 级推荐	III级推荐
局限期	3 年以上（每年随访 1 次）	病史，体格检查；胸部、腹部、盆腔增强 CT，头颅增强 MRI，颈部及锁骨上淋巴结彩超；吸烟情况评估（鼓励患者戒烟）	胸部、腹部、盆腔平扫 CT，头颅增强 CT，全身骨扫描，血常规、血生化（肝功、肾功、电解质），外周血肿瘤标记物（包括 NSE 和 proGRP）	
广泛期	第 1 年（每 2 个月随访 1 次）	病史，体格检查；胸部、腹部、盆腔增强 CT，头颅增强 MRI（脑转移患者每 2 个月，无脑转移患者每 3~6 个月），局部 CT 或 MRI 检查（骨转移患者），全身骨扫描（每 6 个月~1 年），颈部及锁骨上淋巴结彩超；吸烟情况评估（鼓励患者戒烟）	胸部、腹部、盆腔平扫 CT，头颅增强 CT，血常规、血生化（肝功、肾功、电解质），外周血肿瘤标记物（包括 NSE 和 proGRP）	

分期	分层	I 级推荐	II 级推荐	III 级推荐
广泛期	2~3 年（每 3~4 个月随访 1 次）	病史，体格检查；胸部、腹部、盆腔增强 CT，头颅增强 MRI，局部 CT 或 MRI 检查（骨转移患者），全身骨扫描（每 6 个月 ~1 年），颈部及锁骨上淋巴结彩超；吸烟情况评估（鼓励患者戒烟）	胸部、腹部、盆腔平扫 CT，头颅增强 CT，血常规、血生化（肝功、肾功、电解质），外周血肿瘤标记物（包括 NSE 和 proGRP）	
	4~5 年（每 6 个月随访 1 次）	病史，体格检查；胸部、腹部、盆腔增强 CT，头颅增强 MRI，局部 CT 或 MRI 检查（骨转移患者），全身骨扫描（每 6 个月 ~1 年），颈部及锁骨上淋巴结彩超；吸烟情况评估（鼓励患者戒烟）	胸部、腹部、盆腔平扫 CT，头颅增强 CT，血常规、血生化（肝功、肾功、电解质），外周血肿瘤标记物（包括 NSE 和 proGRP）	

随访

SCLC 患者的随访（续）

分期	分层	I 级推荐	II 级推荐	III级推荐
广泛期	5 年以上（每年随访 1 次）	病史，体格检查；胸部、腹部、盆腔增强 CT，头颅增强 MRI，局部 CT 或 MRI 检查（骨转移患者），颈部及锁骨上淋巴结彩超；吸烟情况评估（鼓励患者戒烟）	胸部、腹部、盆腔平扫 CT，头颅增强 CT，全身骨扫描，血常规、血生化（肝功、肾功、电解质），外周血肿瘤标记物（包括 NSE 和 proGRP）	

注：症状恶化或新发症状者，即时随访。头颅检查首选头颅增强 MRI，不适合 MRI 患者可行头颅增强 CT 检查。血液学检查适合有临床指征者。

【注释】

1 目前 SCLC 随访模式的确立仍缺乏高级别证据，考虑 SCLC 侵袭性强，容易复发，几乎所有的广泛期 SCLC 和接近 3/4 的局限期 SCLC 在首次治疗后会发生进展，规律的随访可以早期发现肿瘤进展，使患者在 PS 评分较好的状况下接受后线治疗。随着随访时间的增加患者复发风险会降低，随访的频率可以减少[1]。

随访

2 对于已经治愈的 SCLC 患者，随访中发现新的肺部结节，应仔细评估第二原发癌的可能[2-3]。鼓励患者戒烟，因为戒烟会降低第二原发肿瘤的发生率[4-6]。

3 脑转移病灶的监测十分重要，头颅增强 MRI 可在出现神经系统症状之前发现脑转移病灶并接受治疗。

4 PET/CT 不作为常规推荐的随访检查。

5 随着免疫检查点抑制剂联合化疗在一线的应用，一线治疗结束后推荐给予免疫检查点抑制剂维持治疗至疾病进展或出现不可耐受的毒性，此类患者应根据临床情况制订相应的随访计划。

(二) 其他神经内分泌肿瘤患者的随访 [a, b]

分期	分层	I级推荐	II级推荐	III级推荐
可切除肺/胸腺神经内分泌肿瘤	术后3~12个月	病史和体格检查 如有临床提示，可考虑生物化学标志物检测 如有临床提示，腹部 ± 盆腔多时相[c] CT 或 MRI 胸部平扫或增强 CT		
	术后1~10年	每12~24个月 病史和体格检查 如有临床提示，可考虑生物化学标志物检测 如有临床提示，腹部 ± 盆腔多时相[c] CT 或 MRI 胸部平扫或增强 CT		
	>10年	根据临床症状提示进行随访		

分期	分层	Ⅰ级推荐	Ⅱ级推荐	Ⅲ级推荐
局部晚期和/或远处转移性肺神经内分泌肿瘤	每3~6个月	胸部增强 CT 和腹部/盆腔增强的多时相 CT 或 MRI		

注：

a. 如有症状，可提前进行。如初始扫描为阴性，后续随访扫描频率可减少。对于高级别肿瘤，可适当增加随访频率。

b. 常规随访时不推荐进行生长抑素受体基础上的显像和 FDG-PET/CT。

c. 需要静脉注射造影剂进行多时相 CT 或 MRI。

【注释】

1. 神经内分泌肿瘤的预后

支气管肺神经内分泌肿瘤的预后与分型、分期以及治疗情况都密切相关。国内统计数据显示典型类癌手术切除后的预后良好，5 年生存率为 87%~100%；10 年生存率为 82%~87%，不典型类癌的转移倾向和局部复发倾向相对较大，5 年生存率变化范围较广（30%~95%），10 年生存率为 35%~56%。LCNEC 患者的 1、3、5 年生存率分别为 56.4%、0 和 0，这个结果与其他国内外报告情况基本一致[7]。

2. 可切除肺 / 胸腺神经内分泌肿瘤

基于生长抑素受体的显像或 ^{18}F- 氟脱氧葡萄糖（FDG）PET/CT 扫描（对于高级别肿瘤）通常不推荐用于监测，但可用于评估病灶位置和肿瘤负荷，以便在随后可能复发的情况下进行比较，相关的生化标记物评估包括嗜铬粒素 A 和 5-HIAA。

3. 局部晚期和 / 或远处转移性肺神经内分泌肿瘤

局部晚期和 / 或转移性神经内分泌肿瘤，或怀疑类癌综合征时，推荐进行包括胸部增强 CT 和腹部 / 盆腔增强的多时相 CT 或 MRI，每 3~6 个月进行一次[8-9]。如果尚未进行生长抑素受体成像，则建议评估肿瘤的生长抑素受体状态（如果考虑使用奥曲肽或兰瑞肽治疗）。分化差的支气管肺或胸腺神经内分泌肿瘤对 ^{68}Ga-dotatate PET/CT 的亲和力差[10]，故对分化差的神经内分泌肿瘤或不典型类癌更推荐 PET/CT 检查。也可以考虑行嗜铬粒素 A 或 24 小时尿液或血浆 5-HIAA 生化标志物检测[11]。如果怀疑存在类癌综合征，建议进行心脏病专科会诊和超声心动图检查，以评估患者是否患有类癌性心脏病，并可考虑使用生长抑素受体成像来评估神经内分泌肿瘤的生长抑素受体状态。

参考文献

随
访

[1] MANAPOV F, KLÖCKING S, NIYAZI M, et al. Timing of failure in limited disease (stage Ⅰ-Ⅲ) small-cell lung

139

cancer patients treated with chemoradiotherapy: A retrospective analysis. Tumori, 2013, 99 (6): 656-660.

[2] JOHNSON BE, LINNOILA RI, WILLIAMS JP, et al. Risk of second aerodigestive cancers increases in patients who survive free of small-cell lung cancer for more than 2 years. J Clin Oncol, 1995, 13 (1): 101-111.

[3] JOHNSON BE. Second lung cancers in patients after treatment for an initial lung cancer. J Natl Cancer Inst, 1998, 90 (18): 1335-1345.

[4] RICHARDSON GE, TUCKER MA, VENZON DJ, et al. Smoking cessation after successful treatment of small-cell lung cancer is associated with fewer smoking-related second primary cancers. Ann Intern Med, 1993, 119 (5): 383-390.

[5] KAWAHARA M, USHIJIMA S, KAMIMORI T, et al. Second primary tumours in more than 2-year disease-free survivors of small-cell lung cancer in Japan: The role of smoking cessation. Br J Cancer, 1998, 78 (3): 409-412.

[6] PARSONS A, DALEY A, BEGH R, et al. Influence of smoking cessation after diagnosis of early stage lung cancer on prognosis: Systematic review of observational studies with meta-analysis. BMJ, 2010, 340: b5569.

[7] 李兆沛, 孟祥文, 宋伟. 支气管肺神经内分泌肿瘤 140 例特征及预后分析. 河北医科大学学报, 2012, 33 (3): 304-305.

[8] CWIKIA JB, BUSCOMBE JR, CAPLIN ME, et al. Diagnostic imaging of carcinoid metastases to the abdomen and pelvis. Med Sci Monit, 2004, 10(Suppl 3): 9-16.

[9] KALTSAS G, ROCKALL A, PAPADOGIAS D, et al. Recent advances in radiological and radionuclide imaging and therapy of neuroendocrine tumours. Eur J Endocrinol, 2004, 151 (1): 15-27.

[10] KAYANI I, CONRY BG, GROVES AM, et al. A comparison of ^{68}Ga-DOTATATE and ^{18}F-FDG PET/CT in pulmonary neuroendocrine tumors. J Nucl Med, 2009, 50 (12): 1927-1932.

[11] FOX DJ, KHATTAR RS. Carcinoid heart disease: Presentation, diagnosis, and management. Heart, 2004, 90 (10): 1224-1228.

随访

附录

附录 1 AJCC 肺癌分期（第 8 版）（1）

T		原发肿瘤
T_x		原发肿瘤大小无法测量；或痰脱落细胞、支气管灌洗液中找到癌细胞，但影像学检查和支气管镜检查未发现肿瘤
T_0		没有原发肿瘤的证据
T_{is}		原位癌
T_1		肿瘤最大直径 ≤3cm，局限于肺和脏层胸膜内；支气管镜见肿瘤可侵及叶支气管，未侵及主支气管
	T_{1a}	肿瘤最大径 ≤1cm；任何大小的表浅扩散型肿瘤，但局限于气管壁或近端主支气管壁
	T_{1b}	1cm<肿瘤最大径 ≤2cm
	T_{1c}	2cm<肿瘤最大径 ≤3cm

AJCC 肺癌分期（第 8 版）（1）（续）

T			原发肿瘤
T₂			
	T_{2a}		具有以下任何一种情况：① 3cm＜肿瘤最大径 ≤4cm；②侵及主支气管但未侵犯隆突；③累及脏层胸膜；④伴有部分或全肺阻塞性肺炎或肺不张
	T_{2b}		4cm＜肿瘤最大径 ≤5cm
T₃			5cm＜肿瘤最大径 ≤7cm；或直接侵犯以下任何一个器官，胸壁、心包、膈神经；原发肿瘤同一肺叶转移性结节
T₄			肿瘤最大径＞7cm；或侵犯以下任何一个器官，纵隔、膈肌、心脏、大血管、喉返神经、隆突、气管、食管、椎体；原发肿瘤同侧不同肺叶转移性结节
N			区域淋巴结
N_x			区域淋巴结无法评估
N₀			无区域淋巴结转移

AJCC 肺癌分期（第 8 版）（1）（续）

T		原发肿瘤
N_1		同侧支气管周围和 / 或同侧肺门淋巴结以及肺内淋巴结转移，包括原发肿瘤直接侵犯累及
N_2		同侧纵隔和 / 或隆突下淋巴结转移
N_3		对侧纵隔和 / 或对侧肺门、同侧或对侧前斜角肌及锁骨上淋巴结转移
M		远处转移
M_X		远处转移无法评估
M_0		无远处转移
M_1		
	M_{1a}	对侧肺叶出现转移性结节；胸膜播散（恶性胸腔积液、心包积液或胸膜结节）
	M_{1b}	远处单个器官单发转移
	M_{1c}	远处单个或多个器官多发转移

附录 2　AJCC 肺癌分期（第 8 版）（2）

	N_0	N_1	N_2	N_3
T_{1a}	I A1	II B	III A	III B
T_{1b}	I A2	II B	III A	III B
T_{1c}	I A3	II B	III A	III B
T_{2a}	I B	II B	III A	III B
T_{2b}	II A	II B	III A	III B
T_3	II B	III A	III B	III C
T_4	III A	III A	III B	III C
M_{1a}	IV A	IV A	IV A	IV A
M_{1b}	IV A	IV A	IV A	IV A
M_{1c}	IV B	IV B	IV B	IV B

附录 3 2021 版 WHO 肺神经内分泌肿瘤分类

组织学分型及亚型	ICDO 代码
前驱病变	
弥漫性特发性肺神经内分泌细胞增生	8040/0
神经内分泌肿瘤	
类癌，NOS/ 神经内分泌瘤，NOS	8240/3
典型类癌 / 神经内分泌瘤，1 级	8240/3
不典型类癌 / 神经内分泌瘤，2 级	8249/3
神经内分泌癌	
小细胞癌	8041/3
复合性小细胞癌	8045/3
大细胞神经内分泌癌	8013/3
复合性大细胞神经内分泌癌	8013/3

附录 4　肺神经内分泌肿瘤病理诊断流程

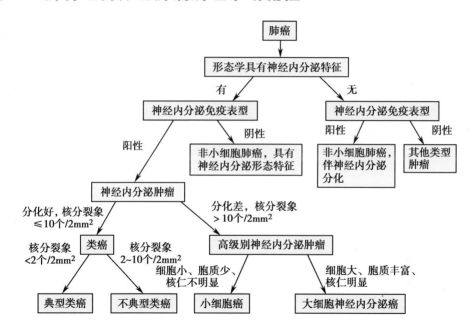